Die Praxisanleitungsmethode

Springer Nature More Media App

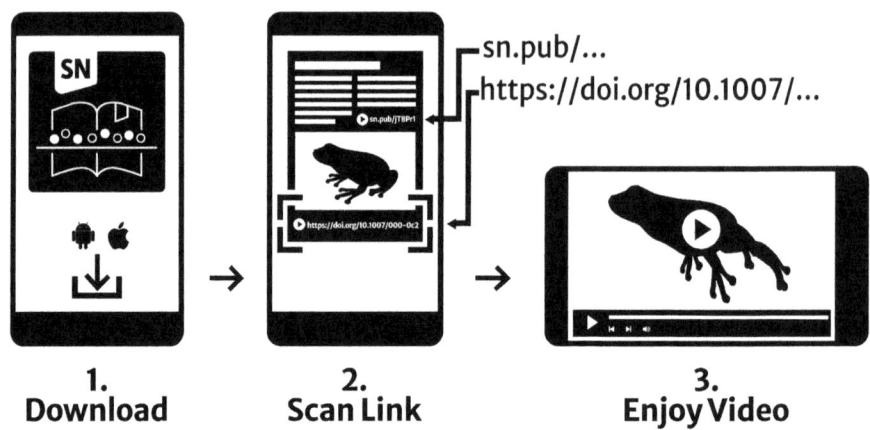

1. Download
2. Scan Link
3. Enjoy Video

Support: customerservice@springernature.com

Veronika Anselmann ·
Sebastian Anselmann · Benjamin Bohn
Hrsg.

Die Praxisanleitungs- methode

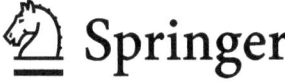

Hrsg.
Veronika Anselmann ⓘ
Pädagogische Hochschule
Schwäbisch Gmünd
Schwäbisch Gmünd, Deutschland

Sebastian Anselmann ⓘ
Pädagogische Hochschule
Schwäbisch Gmünd
Schwäbisch Gmünd, Deutschland

Benjamin Bohn ⓘ
Pädagogische Hochschule
Schwäbisch Gmünd
Schwäbisch Gmünd, Deutschland

Die Online-Version des Buches enthält digitales Zusatzmaterial, das berechtigten Nutzern durch Anklicken der mit einem „Playbutton" versehenen Abbildungen zur Verfügung steht. Alternativ kann dieses Zusatzmaterial von Lesern des gedruckten Buches mittels der kostenlosen Springer Nature „More Media" App angesehen werden. Die App ist in den relevanten App-Stores erhältlich und ermöglicht es, das entsprechend gekennzeichnete Zusatzmaterial mit einem mobilen Endgerät zu öffnen.

ISBN 978-3-662-71126-2   ISBN 978-3-662-71127-9 (eBook)
https://doi.org/10.1007/978-3-662-71127-9

Die Deutsche Nationalbibliothek verzeichnet diese Publikation in der Deutschen Nationalbibliografie; detaillierte bibliografische Daten sind im Internet über https://portal.dnb.de abrufbar.

© Springer-Verlag GmbH Deutschland, ein Teil von Springer Nature 2025

Das Werk einschließlich aller seiner Teile ist urheberrechtlich geschützt. Jede Verwertung, die nicht ausdrücklich vom Urheberrechtsgesetz zugelassen ist, bedarf der vorherigen Zustimmung des Verlags. Das gilt insbesondere für Vervielfältigungen, Bearbeitungen, Übersetzungen, Mikroverfilmungen und die Einspeicherung und Verarbeitung in elektronischen Systemen.
Die Wiedergabe von allgemein beschreibenden Bezeichnungen, Marken, Unternehmensnamen etc. in diesem Werk bedeutet nicht, dass diese frei durch jede Person benutzt werden dürfen. Die Berechtigung zur Benutzung unterliegt, auch ohne gesonderten Hinweis hierzu, den Regeln des Markenrechts. Die Rechte des/der jeweiligen Zeicheninhaber*in sind zu beachten.
Der Verlag, die Autor*innen und die Herausgeber*innen gehen davon aus, dass die Angaben und Informationen in diesem Werk zum Zeitpunkt der Veröffentlichung vollständig und korrekt sind. Weder der Verlag noch die Autor*innen oder die Herausgeber*innen übernehmen, ausdrücklich oder implizit, Gewähr für den Inhalt des Werkes, etwaige Fehler oder Äußerungen. Der Verlag bleibt im Hinblick auf geografische Zuordnungen und Gebietsbezeichnungen in veröffentlichten Karten und Institutionsadressen neutral.

Planung/Lektorat: Sarah Busch
Springer ist ein Imprint der eingetragenen Gesellschaft Springer-Verlag GmbH, DE und ist ein Teil von Springer Nature.
Die Anschrift der Gesellschaft ist: Heidelberger Platz 3, 14197 Berlin, Germany

Wenn Sie dieses Produkt entsorgen, geben Sie das Papier bitte zum Recycling.

Die Praxisanleitungsmethode – eine pädagogische Methode zur Gestaltung von Lernumgebungen in der pflegerischen Praxis

Um in verschiedenen Settings die qualitativ hochwertige Versorgung von Pflegeempfänger*innen zu gewährleisten, braucht es eine Pflegeausbildung, die Theorie und Praxis als Einheit sieht. Praxisanleitende spielen dabei eine zentrale Rolle. Sie sind Brückenbauer*innen zwischen der pflegewissenschaftlichen Theorie und der pflegepraktischen Umsetzung. Diesen Anforderungen gerecht zu werden, ist eine große Aufgabe, die hochkompetente Expert*innen verlangt.

Um zukünftig Pflegenden Lernerfahrungen zu ermöglichen, muss ihr Lernen direkt mit der pflegerischen Praxis verbunden sein, sogar noch mehr: direkt dort stattfinden. Damit ein solches Lernen aber auch wirksam und für alle Beteiligten sicher ablaufen kann, braucht es Pflegeexpert*innen, die über die notwendigen pädagogischen Kompetenzen verfügen.

Praxisanleitende müssen nun mindestens zwei Ansprüchen gerecht werden: Zum einen müssen sie über breites pflegebezogenes Wissen verfügen und zum anderen notwendige pädagogische Kompetenzen haben, um Wissen an Lernende vermitteln zu können. Gerade deswegen muss dem Kompetenzerwerb von Praxisanleitenden und der Gestaltung der Praxisanleitungssituation mehr Aufmerksamkeit geschenkt werden.

In diesem Herausgeberwerk soll deshalb der Lern- und Erfahrungsraum Praxisanleitung beleuchtet werden. Den Mittelpunkt des Werks bildet die Praxisanleitungsmethode (PAM), welche auf Basis einer wissenschaftlichen Studie entwickelt wurde. Sie zeigt, wie Praxisanleitungssituationen pädagogisch gestaltet werden können, indem unterschiedliche Teilschritte aufeinanderfolgend berücksichtigt werden. Um pädagogische Praxisanleitungssituationen zu gestalten, müssen Praxisanleitende ein Verständnis von Lernbegriffen und unterschiedlichen Perspektiven auf das Lernen haben. Es ist notwendig, informelles und formelles Lernen voneinander getrennt zu verstehen, um zu erkennen, dass beide Formen die jeweiligen Endpunkte auf einem Kontinuum darstellen. Dieses pädagogische Wissen ist für Praxisanleitende von gleicher Relevanz wie ihr pflegerisches Wissen. Diese mannigfaltigen Kompetenzen müssen in einem Kompetenzrahmen erfasst werden, um so Orientierung für die Konzeption von Weiterbildung zu ermöglichen. Auch in einem dritten Lernort, einem Skills Lab, können Praxisanleitungen durchgeführt werden. Die Simulation pflegerischer Praxis ist zudem eine Möglichkeit, Theorie und Praxis zu verbinden. All diesen Themen wird in diesem Herausgeberwerk Beachtung geschenkt.

In Kap. 1 erläutert Dr. Sebastian Anselmann die Praxisanleitungssituation als Lernumgebung. Ausgehend von einer Analyse des Lernbegriffs beschreibt er verschiedene Konzepte des Lernbegriffs, insbesondere im Kontext der Pflegeausbildung, und erläutert Unterschiede und Merkmale formellen, non-formalen und informellen Lernens. Das Kapitel legt den Grundstein für die Entwicklung der Praxisanleitungsmethode in der Pflegeausbildung, indem es die Praxisanleitungssituation als komplexe Lernumgebung begreift. Es werden zwei zentrale Modelle zur Gestaltung komplexer Lernumgebungen vorgestellt: der 4C/ID-Ansatz und das Cognitive Apprenticeship Model. Daran anschließend widmet sich der Autor dem Lernen am Arbeitsplatz und zeigt, wie die entscheidenden theoretischen Modelle, wie z. B. von Marsick und Watkins oder Agyris und Schön, ein solches Lernen skizzieren. Ferner wird das Modell der Handlungsfelder betrieblicher Bildungsarbeit (Dehnbostel 2021) vorgestellt. Es unterscheidet zwischen verschiedenen Referenzbereichen wie Bildungsmanagement und Personalentwicklung und zeigt auf, wie diese Bereiche durch betriebliche Bildungsarbeit miteinander verbunden sind, um Kompetenzen und Organisationsstrukturen zu verbessern. Die Ausführungen stellen die wesentlichen Konzepte und Modelle des Lernens am Arbeitsplatz heraus. Der Fokus liegt dabei auf der Verknüpfung von Arbeits- und Lernprozessen sowie der zunehmenden Bedeutung informellen Lernens und der Entwicklung komplexer Lernumgebungen. Insgesamt hebt Kap. 1 die Komplexität des Lernens in verschiedenen Kontexten und die Bedeutung einer flexiblen, an den jeweiligen Lernprozess angepassten Lernumgebung hervor, insbesondere im Bereich der Pflegeausbildung.

In Kap. 2 widmen sich JProf. Dr. Veronika Anselmann und Ulrike Schleich den Kompetenzen von Praxisanleitenden und erörtern die Bedeutung der Praxisanleitung für die pflegerische Ausbildung. In diesem Kapitel wird zunächst dargelegt, dass Kompetenzen für die praktische Pflegeausbildung entscheidend sind, da Praxisanleitende eine zentrale Rolle in der Ausbildung von Pflegekräften spielen. Sie sind verantwortlich dafür, Auszubildende an die beruflichen Aufgaben heranzuführen, den Lernerfolg zu dokumentieren und mit den Berufsschulen zu kooperieren. Ausgehend von einer Begriffsbestimmung von Kompetenzen als der Verbindung von Wissen, Können und Einstellungen, die es ermöglicht, flexibel in verschiedenen Handlungskontexten zu agieren, werden unterschiedliche Kompetenzmodelle dargestellt. Den Abschluss bildet die Erörterung eines Vorschlags für ein Kompetenzmodell für Praxisanleitende.

Der zweite Teil des Kapitels erläutert die Bedeutung der Praxisanleitung für die Pflegeausbildung. Dabei wird herausgestellt, dass die Qualität der Praxisanleitung eine zentrale Rolle in der Pflegeausbildung spielt. Sie wird maßgeblich durch die Kompetenzen der Praxisanleitenden sowie durch die Rahmenbedingungen am Lernort Praxis beeinflusst. Die praxisintegrierte Ausbildung erfordert eine enge Zusammenarbeit zwischen den verschiedenen beteiligten Institutionen – den praktischen Ausbildungsträgern und den Pflegefachschulen. Es ist entscheidend, dass die Ausbildungsplanung sowohl inhaltlich als auch zeitlich strukturiert ist, damit das Ausbildungsziel in der vorgesehenen Zeit erreicht werden kann. In diesem Kontext wird auch die Bedeutung von Konzepten zur kontinuierlichen Qualitätssicherung und Qualitätsentwicklung der Praxisanleitung deutlich.

In Kap. 3 wird die Praxisanleitungsmethode (PAM) von Frau JProf. Dr. Veronika Anselmann erläutert. Die Praxisanleitungsmethode stellt einen systematischen Ansatz zur Gestaltung von Lernumgebungen in der Pflegeausbildung dar und berücksichtigt sowohl die organisatorischen Rahmenbedingungen als auch die didaktischen Entscheidungen, um die Lernziele effektiv zu erreichen. Ausgehend vom situierten Lernen werden in diesem Kapitel Praxisanleitungen begrifflich bestimmt und als Lernumgebungen definiert. Die Entwicklung der Praxisanleitungsmethode stützt sich auf eine qualitative Beobachtungsstudie, mit deren Hilfe die Schlüsselfaktoren erfolgreicher Praxisanleitungen identifiziert werden konnten. Auf Basis dieser Ergebnisse und lerntheoretischer Modelle wurde die Praxisanleitungsmethode entwickelt, die eine strukturierte Herangehensweise an die Planung und Durchführung von Praxisanleitungen bietet. Die einzelnen Teilschritte der Praxisanleitungsmethode werden umfassend theoretisch beschrieben und mit praktischen Anregungen untermauert.

In Kap. 4 erörtert Frau Sinnika-Marie Scheider, wie Praxisanleitungen auch im Skills Lab umgesetzt werden können. So wird das Skills Lab als zentraler Lernort in der modernen Pflegeausbildung beleuchtet. Das Skills Lab wird dabei als ein innovativer Lernort vorgestellt, der zwischen Theorie (erster Lernort) und praktischer Pflegearbeit (zweiter Lernort) angesiedelt ist. Die Autorin belegt die wissenschaftlichen Grundlagen für das Lernen im Skills Lab und stellt heraus, dass simulationsbasiertes Lernen ein äußerst effektiver Ansatz zur Kompetenzentwicklung in der Pflegeausbildung ist. Bei der Gestaltung von Lernsituationen im Skills Lab kann auf unterschiedliche theoretische Modelle, wie zum Beispiel das Cognitive-Apprenticeship Model oder die Annahmen aus dem problemorientierten Lernen, zurückgegriffen werden. Diese Modelle fördern ein erfahrungsbasiertes Lernen und stärken die Lernmotivation, indem konkrete Handlungsweisen und praktische Anwendung kombiniert werden können.

In Kap. 5 erörtert Herr Dr. Benjamin Bohn ein Strukturmodell zur Entwicklung von Weiterbildungen für Praxisanleitende. Es basiert auf einer Kombination aus Präsenz- und Online-Phasen sowie Phasen des selbstorganisierten Lernens. Dabei greift der Autor auch auf didaktische Modelle wie das Cognitive Apprenticeship Model und das Inverted Classroom Model zurück, die ein aktives, handlungsorientiertes Lernen durch Reflexion ermöglichen. Wichtige Elemente des Strukturmodels stellen digitale Medien wie Podcasts oder Erklärvideos dar, mit denen sich das Lernen flexibler und individueller gestalten lässt. Das Strukturmodell zur Praxisanleitung in der Pflege ist eine moderne, didaktisch fundierte Lösung, die sowohl die Herausforderungen des digitalen Lernens als auch die Notwendigkeit praktischer, handlungsorientierter Ausbildung integriert. Durch die Kombination von Präsenzphasen, Online-Coaching und selbstorganisiertem Lernen werden die Lernenden in die Lage versetzt, ihre Rolle als Praxisanleitende effektiv zu entwickeln und anzuwenden.

In Kap. 6 zeigt Herr Prof. Dr. Marcus Mittenzwei die fachdidaktischen Anforderungen an Praxisanleitende im Pflegeberuf auf. Basierend auf den vorausgegangenen Kapiteln stellt er fest, dass die fachdidaktische Arbeit der Praxisanleitenden als eine dynamische und komplexe Aufgabe gesehen werden muss, die sich nicht nur auf die fachliche Vermittlung konzentriert, sondern auch auf die Förderung von Kompetenzen wie Reflexion, Selbstständigkeit und Anpassungsfähigkeit. Die Praxisanleitung muss als Teil eines sich ständig verändernden Bildungssystems auch die berufliche und gesellschaftliche Entwicklung in der Pflege berücksichtigen und sich kontinuierlich an den Wandlungsimpulsen der Praxis orientieren. Der Autor erläutert, dass die vielfältigen Kompetenzanforderungen an Praxisanleitende eine Professionalisierung der Praxisanleitung auf Basis einer fundierten theoretischen Auseinandersetzung und einer kontinuierlichen empirischen Forschung benötigt, um so die Anforderungen an und die Kompetenzen von Praxisanleitenden systematisch zu erheben und zu definieren. Die Verbindung von wissenschaftlichem Wissen mit praktischer Erfahrung und die Reflexion der spezifischen Anforderungen der verschiedenen Lernorte und Handlungsfelder sind dabei von zentraler Bedeutung.

Das Herausgeberwerk richtet sich an all diejenigen, die ein Lernen in der pflegerischen Praxis ermöglichen wollen und dabei insbesondere pädagogische Überlegungen in den Blick nehmen. Es soll Praxisanleitenden einen vertieften Einblick ermöglichen und aufzeigen, welche komplexen Aufgaben sie zu bewältigen haben. Mit der Praxisanleitungsmethode kann es gelingen, Praxisanleitungen pädagogisch zu gestalten, indem die verschiedenen Schritte und Überlegungen aufeinanderfolgend ausgeführt werden. Dies ermöglicht ein Lernen in der Praxis, für die Praxis und als Einheit von Theorie und Praxis.

Veronika Anselmann

Inhaltsverzeichnis

1 Die Praxisanleitung als Lernumgebung 1
Sebastian Anselmann
1.1 Was ist Lernen? 2
1.2 Lernen am Arbeitsplatz 8
1.3 Lernen in der praktischen Pflegeausbildung 15
1.4 Lernprozesse anleiten und gestalten 21
1.5 Zusammenfassung 30
Literatur 30

2 Kompetenzen für die praktische Pflegeausbildung 35
Veronika Anselmann und Ulrike Schleich
2.1 Kompetenzmodelle 36
2.2 Berufliche Handlungskompetenz als Basiskompetenz der Praxisanleitenden 40
2.3 Pädagogische Kompetenzen und Fähigkeiten für Praxisanleitende 41
2.4 Ein Kompetenzmodell für Praxisanleitende in der Pflege 42
2.5 Bedeutung der Praxisanleitung für die Pflegeausbildung 45
Literatur 53

3 Die Praxisanleitungsmethode (PAM) 55
Veronika Anselmann
3.1 Praxisanleitung als situiertes Lernen 55
3.2 Begriffsbestimmung Praxisanleitung 57
3.3 Praxisanleitung als Lernumgebung 58
3.4 Entwicklung der Praxisanleitungsmethode (PAM) 60
3.5 Aufbau der Praxisanleitungsmethode (PAM) 61
Literatur 70

4 Praxisanleitung im Skills Lab 73
Sinika-Marie Schneider
4.1 Skills Lab als Lernumgebung 75
4.2 Anforderungen und Gestaltungsmöglichkeiten 80
4.3 Skills Lab in der Pflege: Herausforderungen und Potenziale . 88
Literatur 89

5	**Strukturmodell zur Entwicklung einer Weiterbildung zur Praxisanleitung in der Pflege** 91
	Benjamin Bohn
	5.1 Inverted Classroom Model (ICM) 93
	5.2 Zeitliche Struktur 95
	5.3 Phase 1: Lernsituation 96
	5.4 Phase 2: Kompetenzen 97
	5.5 Phase 3: Online-Präsenz 99
	5.6 Phase 4: Selbstlernen 100
	5.7 Phase 5: Präsenzphase 106
	5.8 Phase 6: Simulation 107
	5.9 Zusammenfassung 109
	Literatur 110
6	**Professionsentwicklung der Praxisanleitenden unter fachdidaktischer Perspektive** 113
	Marcus Mittenzwei
	6.1 Domänenspezifika des Pflegeberufs 114
	6.2 Fachdidaktische Anforderungen an die professionelle Praxisanleitung 117
	6.3 Fachdidaktisches Wissen von Praxisanleitenden als Professionsmerkmal 122
	6.4 Perspektiven auf die Fundierung der Praxisanleitung als Profession 126
	Literatur 133

Autor*innen Verzeichnis

Dr. Veronika Anselmann ist Juniorprofessorin für Pflegewissenschaft mit dem Schwerpunkt Pflegepädagogik an der Pädagogischen Hochschule Schwäbisch Gmünd. In ihrer Forschung widmet sie sich der Aus- und Weiterbildung von Pflegefachkräften. Dabei untersucht sie mithilfe verschiedener qualitativer und quantitativer empirischer Studien, wie die Pflegeausbildung gestaltet werden kann, um angehende Pflegekräfte bestmöglich auf die zukünftigen Herausforderungen ihres Berufs vorzubereiten.

Dr. Sebastian Anselmann ist akademischer Mitarbeiter an der Pädagogischen Hochschule Schwäbisch Gmünd, in der Abteilung Berufspädagogik. Seine Arbeit- und Forschungsschwerpunkte umfassen Konzepte zum Lernen am Arbeitsplatz, insbesondere Lernbarrieren, Prozesse des lebenslangen Lernens, komplexe Simulationen von arbeitsnahen Lernorten wie Lernfabriken und Skillslabs.

Dr. Benjamin Bohn ist akademischer Mitarbeiter am Institut für Pflegewissenschaft der Pädagogischen Hochschule Schwäbisch Gmünd. Seine Forschungsschwerpunkte liegen in den Inhalten und der Gestaltung der pflegerischen Ausbildung. Dabei untersucht er insbesondere, wie Aus- und Weiterbildungsformate konzipiert und strukturiert werden können, um den Anforderungen der Pflegepraxis gerecht zu werden.

Prof. Dr. phil. Marcus Mittenzwei ist Professor für Berufspädagogik der Gesundheitsfachberufe an der Hamburger Fernhochschule. Nach seiner Ausbildung zum Altenpfleger studierte er Pflegepädagogik (B.A.) und Erwachsenenbildung (M.A.). Aktuelle Arbeitsschwerpunkte liegen im Bereich Lehrendenbildung der Gesundheitsfachberufe, heterogenitätssensible Kompetenz von Lehrenden, Fachdidaktik der Gesundheitsberufe und Integration internationaler Pflegekräfte.

Ulrike Schleich ist seit 25 Jahren Schulleiterin an der Gesundheits- und Pflegeschule der Kliniken Ostalb am Stauferklinikum Schwäbisch Gmünd. Seit zwei Jahren arbeitet sie parallel als akademische Mitarbeiterin im Pflegewissenschaftlichen Institut der Pädagogischen Hochschule Schwäbisch Gmünd. Im Rahmen der Arbeit und Forschung beschäftigt sie sich mit dem Thema Pflege als Beruf und Profession sowie mit Ausbildungsformaten zur Förderung des Theorie-Praxis-Transfers. Das Verfahren „PraxisAnleiterVisite (PAV)" wurde maßgeblich von der Autorin mitentwickelt und inzwischen deutschlandweit in zahlreichen Ausbildungsstätten der Pflege implementiert.

Sinika-Marie Schneider arbeitet als akademische Mitarbeiterin am Institut für Pflegewissenschaft der Pädagogischen Hochschule Schwäbisch Gmünd. Sie ist examinierte Gesundheits- und Krankenpflegerin und konzipierte und begleitete den Aufbau eines Skills Labs in der Pflegeschule Mutlangen des Stauferklinikums Schwäbisch Gmünd.

Die Praxisanleitung als Lernumgebung

Sebastian Anselmann

Inhaltsverzeichnis

1.1	Was ist Lernen?...	2
1.2	Lernen am Arbeitsplatz..	8
1.3	Lernen in der praktischen Pflegeausbildung...	15
1.4	Lernprozesse anleiten und gestalten..	21
1.5	Zusammenfassung..	30
Literatur..		30

Lebenslanges berufliches Lernen ist entscheidend für den Erfolg in einer sich stetig wandelnden Arbeitswelt. Zentrale Elemente sind dabei das kontinuierliche Aneignen neuer Fähigkeiten, das Anpassen an technologische Entwicklungen und das kritische Reflektieren eigener Kompetenzen. Lernprozesse spielen eine Schlüsselrolle, da sie es ermöglichen, Wissen systematisch zu erweitern und flexibel auf Veränderungen zu reagieren.

Durch die Förderung von Lernprozessen und die Integration von Lernmöglichkeiten in den Berufsalltag wird eine kontinuierliche Entwicklung unterstützt.

Ergänzende Information Die elektronische Version dieses Kapitels enthält Zusatzmaterial, auf das über den folgenden Link zugegriffen werden kann: [https://doi.org/10.1007/978-3-662-71127-9_1]. Die Videos lassen sich durch Anklicken des DOI-Links in der Legende einer entsprechenden Abbildung abspielen, oder indem Sie diesen Link mit der SN More Media App scannen.

S. Anselmann (✉)
PH Schwäbisch Gmünd, Schwäbisch, Deutschland
E-Mail: sebastian.anselmann@bibb.de

© Der/die Autor(en), exklusiv lizenziert an Springer-Verlag GmbH, DE, ein Teil von Springer Nature 2025
V. Anselmann et al. (Hrsg.), *Die Praxisanleitungsmethode*,
https://doi.org/10.1007/978-3-662-71127-9_1

Lernfähigkeit und Lernbereitschaft sind daher essenzielle Kompetenzen, um langfristig wettbewerbsfähig zu bleiben und den steigenden Anforderungen des Arbeitsmarktes gerecht zu werden.

1.1 Was ist Lernen?

Lernen findet in Kontexten statt, die als Lernumgebungen bezeichnet werden können, und entweder in einem individuellen Prozess oder als eine Reihe von miteinander verbundenen Prozessen, die formell oder informell sein können (siehe Video 1.1, Abb. 1.1). Nach Lecat et al. (2020) ist die Lernumgebung bei dem formellen Lernen klar definiert, mit einem festgelegten Lernort, expliziten Lernzielen und Anweisungen. Wenn der Kontext non-formal ist, folgt er den meisten Merkmalen des formellen Kontextes, jedoch im Allgemeinen ohne eine klare Zertifizierung (Rosemann, 2022). Ist der Kontext informell, liegt der Fokus dieser Umgebung nicht auf der Wissensvermittlung, sondern behandelt sie als zusätzlichen Faktor (Decius et al., 2023). Schon Straka (2004) und Dohmen (2001) weisen jedoch auf die unterschiedlichen Konnotationen von formellem und informellem Lernen sowie auf die daraus resultierenden Probleme bei der Vergleichbarkeit der Forschung hin. In Anlehnung an diese Idee lassen sich Studien in der Regel in drei grundlegende Strömungen einteilen: Studien, die eine Unterteilung zwischen formellem und informellem Lernen mit Zwischenstufen postulieren (Marsick & Watkins, 2015), Studien, die zwischen formellen und nichtformalen Lernsituationen differenzieren (z. B. Eraut, 2004) und Konzepte, die eine solche Unterscheidung gänzlich ablehnen (z. B. Billett, 1995, 2022). Nach Simon und Ruijters (2004) kann der Lernprozess als Einzelhandlung oder als sich replizierende Folge von Ereignissen, also als Prozess, verstanden werden. Lernen kann bewusst, gesteuert, angeleitet und zielgerichtet oder ohne bewusste Entscheidung, ohne direkten Zusammenhang,

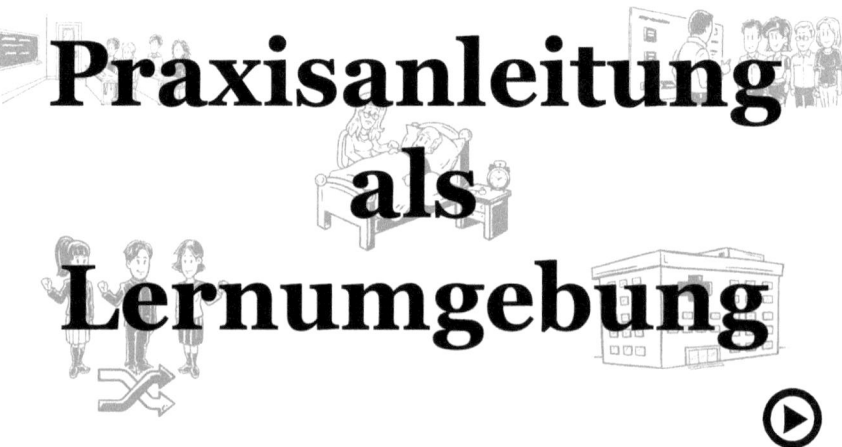

Abb. 1.1 Praxisanleitung als Lernumgebung (▶ https://doi.org/10.1007/000-e92)

1 Die Praxisanleitung als Lernumgebung

ohne direkte Notwendigkeit erfolgen.Eine einheitliche Bestimmung bis hin zu einer fundierten Definition scheint bei einem so komplexen Konstrukt wie dem Lernen schwer möglich. Lernen findet nicht losgelöst statt und kann nicht prinzipiell auf eine klare Rollenverteilung in Schüler*innen und Lehrende reduziert werden (Schaper et al., 2023). Das Konstrukt ist vielmehr an aktuelle Strömungen der Lehr-Lern-Forschung gekoppelt (Brodsky et al., 2024; Neaman & Marsick, 2018) und somit nicht für eine statische Analyse geeignet.Die Auswirkungen des Lernens umfassen die kognitiven wie auch physischen Bereiche in direkt messbaren Veränderungen des Verhaltens und einer Veränderung der Einstellungen und Überzeugungen. Die am Lernprozess Beteiligten können einzelne Lernende sein, eine Lehr-Lern-Situation, Gruppen von Lernenden, aber auch organisationale Konstrukte, die über die Gruppenebene hinausgehen. Dies spannt den Bogen zum Themenfeld der Lernumgebungen.

Mulder et al. (2009) beschreiben jeweils drei in den Lernumgebungen auftretende Hauptkategorien des Lernens, unterteilt nach dem Grad ihrer Strukturiertheit. Basierend auf den grundlegenden Überlegungen von Dohmen (2001) und Annen (2012) zeigt Leu (2014) die folgende Übersicht der Merkmale auf (Tab. 1.1).

Diese Übersicht nutzend, werden im Folgenden die drei Lernformen noch einmal vertieft herausgearbeitet.

Tab. 1.1 Übersicht über Merkmale formalen, non-formalen und informellen Lernens. (Leu, 2014, S. 16)

	Formales Lernen	Non-formales Lernen	Informelles Lernen
Lernort bzw. Vermittlungssystem	Staatlich reguliertes und anerkanntes Bildungsarrangement, lehrer*innenzentriert	Organisiertes Bildungsarrangement, aber außerhalb des formalen Sektors, lerner*innenzentriert	Alltägliche Praxis, ohne pädagogische Begleitung, lerner*innenzentriert
Lerngegenstand	Für alle einheitlich festgelegtes Curriculum	Kursbasiert bzw. abhängig von der „lernförderlich" konzipierten Aktivität	Abhängig von situativen Merkmalen und individuellen Eigenarten, oft nicht explizit formuliert
Lernform	Überwiegend explizit Vermittlung von formellem Wissen	Sowohl explizit als auch beiläufig, implizit	Überwiegend beiläufig, z. T. auch intentional aufgrund einer persönlichen Zielsetzung
Lernergebnis	Allgemein verbindlich festgelegt, Erwerb von Abschlüssen, Berechtigungen	Der Zielsetzung des Kurses bzw. Merkmalen der Tätigkeit und Eigenarten der Lernenden entsprechend	Von Merkmalen des Tätigkeitsfeldes und der Persönlichkeit der Lernenden geprägt

1.1.1 Formales Lernen

Allen Lernansätzen gemeinsam ist das relativ kohärente Konzept zum formalen Lernen. Formales Lernen findet überwiegend in Bildungseinrichtungen wie Schulen, Universitäten oder Ausbildungs- und Weiterbildungszentren statt (Rohs, 2020). Es zeichnet sich durch einen stark reglementierten und zielorientierten Prozess der Wissensvermittlung aus. Lerninhalte werden durch die Übernahme des zu erlernenden Materials von Lehrkräften auf Schüler*innen übertragen. Dieser Prozess ist in ein formales Umfeld integriert, findet in der Regel in eigens dafür vorgesehenen Räumen statt, wird geleitet, bewertet und üblicherweise zertifiziert. Zielgerichtetheit und Zweckorientierung sind die wesentlichen Merkmale des formalen Lernens (Lecat et al., 2020; Rodriguez-Gomez et al., 2020).

Rohs (2020) charakterisiert formales Lernen durch mehrere Schlüsselelemente, die es von anderen Lernformen wie informellem oder non-formalem Lernen unterscheiden. Die folgenden Komponenten sind wesentliche Bestandteile des formalen Lernens.

- Theoretisches Wissen: Formales Lernen umfasst typischerweise die Vermittlung von etablierten theoretischen Konzepten, grundlegenden Prinzipien und Rahmenwerken. Dieses Wissen ist oft abstrakt und basiert auf wissenschaftlichen Forschungen oder akademischen Disziplinen.
- Vermittlung von festgelegten Lerninhalten: Der Lernprozess ist auf spezifische Themen oder Fächer ausgerichtet. Diese sind vordefiniert und formalisiert und häufig in Lehrplänen oder Lernmaterialien festgehalten, sodass die Lernenden dieselben standardisierten Informationen erwerben.
- Konkretes Lernergebnis: Formales Lernen zielt darauf ab, spezifische, messbare Lernergebnisse zu erreichen. Von den Lernenden wird erwartet, dass sie ein bestimmtes Wissen, Fertigkeiten oder Kompetenzen erwerben, die oft durch Prüfungen oder Zertifikate bewertet werden.
- Strukturiertes, institutionalisiertes, systematisches Rahmenwerk: Das Lernen findet in einem klar organisierten und regulierten Umfeld statt. Formales Lernen wird oft durch Institutionen wie Schulen, Universitäten oder berufliche Organisationen vermittelt, die über strukturierte Zeitpläne, Ziele und administrative Prozesse verfügen.
- Pädagogische Anleitung: Der Unterricht wird anhand etablierter pädagogischer Methoden durchgeführt. Die Lehrkräfte sind in Bildungstechniken geschult und verantwortlich dafür, den Lernprozess zu steuern, Rückmeldungen zu geben und sicherzustellen, dass sich die Lernenden effektiv mit dem Inhalt auseinandersetzen.
- Externes Lernen: Dies bezieht sich auf absichtliche und ergänzende Lernprozesse, die möglicherweise nicht direkt mit dem Kernthema in Verbindung stehen, aber eingebunden werden, um das Verständnis und die Effizienz des Lernens zu verbessern. Zum Beispiel könnten Fertigkeiten wie Zeitmanagement oder Problemlösung in den Lernprozess integriert werden.

- Kognitiver Wissenstransfer: Formales Lernen betont den Transfer von Wissen von einem Kontext in einen anderen, sodass die Lernenden theoretische Konzepte auf praktische Situationen anwenden können. Dies umfasst einen kognitiven Prozess, bei dem die Lernenden Informationen verinnerlichen und in verschiedenen beruflichen oder akademischen Situationen nutzen.
- Berufsorientiertes Fachwissen: In vielen Fällen ist formales Lernen darauf ausgerichtet, Individuen auf spezifische Berufe oder berufliche Rollen vorzubereiten. Das vermittelte Wissen und die Fähigkeiten sind oft auf Berufsanforderungen oder spezialisierte Bereiche abgestimmt, wodurch die Lernenden anschließend bereit sind, in den Arbeitsmarkt einzutreten oder beruflich voranzukommen.

Diese Komponenten definieren formales Lernen als eine strukturierte, zielgerichtete und institutionell anerkannte Form der Bildung, die entscheidend für die berufliche Entwicklung und fachliche Expertise ist.

1.1.2 Non-formales Lernen

Non-formales Lernen findet in der Regel in Umgebungen statt, die mit dem formalen Lernen vergleichbar sind (Rosemann, 2022). Die Lerninhalte werden auf explizite und klar strukturierte Weise in zielorientierten Prozessen vermittelt. Der Unterschied zwischen formalem und non-formalem Lernen liegt darin, dass bei Letzterem keine allgemeingültige Zertifizierung der Lernergebnisse oder Bildungsaktivitäten erfolgt. Dennoch weisen auch non-formale Lernaktivitäten ein hohes Maß an Bewusstheit für den Lernkontext und die Struktur auf.

Eraut (2000, 2004) beschreibt, dass das non-formale Lernen von der Aktivität und dem Aufgabenraum abhängt, wobei verschiedene Lernimpulse existieren. In diesem Zusammenhang sind die Hauptfaktoren, die das Lernen fördern, die Teilnahme an Gruppenaktivitäten, die Zusammenarbeit mit anderen Menschen, das Bewältigen herausfordernder Aufgaben in der Aktivität und die Arbeit mit Kund*innen. Eraut (2000, 2004, 2014) unterscheidet dabei weiter zwischen den folgenden Lernformen:

- Arbeitsprozesse mit Lernen als Nebenprodukt
- Lernaktivitäten, die in Arbeits- und Lernprozesse eingebettet sind
- Lernaktivitäten am oder in der Nähe des Arbeitsplatzes

Die Zuordnung non-formaler Lernsituationen erfolgt in Abhängigkeit vom Bewusstsein für das Lernen, also danach, ob die Lernaktivität oder die Ausführung der Arbeit im Vordergrund steht. Arbeitsprozesse, bei denen das Lernen ein Nebenprodukt ist, umfassen Problemlösungen, die Teilnahme an Gruppenprozessen sowie beratende Tätigkeiten.

Nach Lenhart (1993) dient non-formales Lernen der Erreichung bestimmter Ziele, findet aber außerhalb von formalisierten Institutionen statt. Dabei wird in folgende Formen des Lernens bzw. der Bildung unterschieden:

- Komplementäre Bildung: Diese Form der Bildung ergänzt die Schulbildung.
- Supplementäre Bildung: Diese Form knüpft an die Schulbildung an.
- Substitutive Bildung: Diese Form der Bildung ersetzt die schulische Bildung.

In diesem Sinne erachtet Müller (2023) eine erweiterte Ausdifferenzierung der einzelnen Merkmale des non-formalen Lernens als notwendig, um eine klarere Abgrenzung zu formalen und informellen Lernprozessen zu gewährleisten.

Hierzu schlägt er unter Rückgriff auf Münchhausen et al. (2023) in einem ersten Schritt eine Segmentierung anhand einiger Leitfragen vor:

- Welche Ziele verbinden die Lernenden mit Lernaktivitäten im betreffenden Segment?
- Welche soziodemografischen Merkmale weisen Teilnehmende solcher Lernaktivitäten auf?
- Welchen Umfang haben einschlägige Lernaktivitäten durchschnittlich?
- Welcher finanzielle und zeitliche Aufwand ist mit ihnen verbunden?
- Wie erfolgt die Finanzierung (insbes.: Welchen Anteil haben Betriebe und öffentliche Hand?)?
- Sind die Lernaktivitäten verpflichtend oder freiwillig?
- Wie setzt sich die Anbieterschaft in diesem Segment beruflicher Weiterbildung zusammen?
- Sind Abschlüsse/Zertifikate mit den Lernaktivitäten verbunden?
- Welche (non-)monetären Erträge werden von einschlägigen Lernaktivitäten erwartet?

Somit wird deutlich, dass non-formales Lernen sich in einem Kontinuum zwischen den beiden anderen Lernformen befindet und je nach Kontext und Forschungszugang Facetten des formalen wie auch des informellen Lernens aufweist.

1.1.3 Informelles Lernen

Informelles Lernen ist ein Lernprozess, der in das Leben und Handeln von Individuen integriert ist (Crans et al., 2022). Dieses Lernen ist gekennzeichnet durch die Intention, die Art der Lernaktivität, soziale Formen des Lernens und den Lernkontext. Informelles Lernen ist ein Prozess, der das Wissensspektrum verändert, indem neue Inhalte geschaffen, neue Ideen in bestehende Strukturen integriert oder bestehendes Wissen überarbeitet wird. Das Wissen selbst wird durch die Durchführung von Lernaktivitäten erworben, die im Folgenden näher erläutert werden.

Die im informellen Lernkontext stattfindenden Lernhandlungen zielen darauf ab, ein Problem zu lösen. Im Rahmen der Konzeptualisierung haben Wissenschaftler*innen verschiedene Klassifikationen vorgeschlagen. So unterscheiden zum Beispiel Felstead et al. (2005) in ihrem Modell zwischen Lernen als Erwerb und Lernen als Teilnahme. Unter Ersterem subsumieren sie besuchte Schulungen, Kurse, einen Fokus auf durch Lernen erworbene Fähigkeiten, den Einsatz von Fähigkeiten sowie Besonderheiten, die nicht direkt im Arbeitskontext erworben wurden; hierzu zählen das Lesen von Büchern, Handbüchern, Benutzeranleitungen und arbeitsbezogener Literatur. Unter den zweiten Bereich, das Lernen als Teilnahme, fallen regelmäßige Arbeitsabläufe, die Ausführung regulärer Tätigkeiten, das Beobachten von Arbeitsprozessen bei anderen, das Reflektieren der eigenen Arbeitsleistung, das Zuschauen und Zuhören bei der Arbeit anderer sowie das Lernen durch Versuch und Irrtum. Diese klare Unterscheidung der beiden Klassifikationen verdeutlicht, dass eine allgemeine Definition von Lernhandlungen nicht das ganze Spektrum an auftretenden Aktivitäten abdeckt. Simons und Ruijters (2004) schlagen in diesem Zusammenhang ein tabellarisches Schema zur Orientierung vor. Hierbei wird in den Prozess und das Produkt unterteilt sowie anschließend in individuelle und gemeinsame Formen des informellen Lernens (siehe Tab. 1.2).

Viele Wissenschaftler*innen haben sich mit dem Bereich der informellen Lernaktivitäten befasst und ihm unterschiedliche Merkmale zugewiesen. Dehnbostel (2022) unternimmt eine Aufschlüsselung, die das informelle Lernen in die folgenden drei Konzepte unterteilt:

- Explizites Lernen: Bewusstes, auf Handlungen ausgerichtetes Lernen.
- Implizites Lernen: Unbewusstes, meist unreflektiertes Lernen, das sich auf die ausgeführte Handlung konzentriert.
- Reflexives Lernen: Erfahrungen, die bewusst verarbeitet werden und in neue Handlungsmuster und -strategien einfließen.

Insbesondere im Kontext der betrieblichen und beruflichen Bildungsprozesse treten die unterschiedlichen Eigenschaften der Lernformen, explizit die des formalen und des informellen Lernens, zutage. Rohs (2007) zeigt anhand einer Reihe von Unterscheidungskriterien die unterschiedlichen Eigenschaften auf (Tab. 1.3).

Dabei wird deutlich, dass gerade im Kontext des lebenslangen Lernens Lernprozesse nicht auf schulische und ausbildungsbezogene Kontexte beschränkt sind. Vor allem das Lernen am Arbeitsplatz stellt eine entscheidende Verbindung dar, nicht zuletzt auch unter dem Aspekt einer gelungenen Praxisanleitung.

Tab. 1.2 Individuelle und gemeinsame Lernprozesse. (Nach Simons & Ruijters, 2004)

	Produkt		
		Individuell	Gemeinsam
Prozess	Individuell	Individuelles Lernen	Individuelles Lernen mit einem gemeinsam teilbaren Produkt
	Gemeinsam	Lernen innerhalb einer sozialen Interaktion	Gemeinsames Lernen

Tab. 1.3 Vergleich des formalen und informellen Lernens in der betrieblich-beruflichen Bildung

Eigenschaften des formalen Lernens	Unterscheidungskriterien	Eigenschaften des informellen Lernens
Lernintention	Intention	Problemlösung
Organisiertes pädagogisches Angebot	Lernunterstützung	Nachfrage nicht organisiert
Fremdgesteuert, festgelegt	Steuerung	Selbstbestimmt
Fokussiert	Gegenstand	Ganzheitlich
Bewusstes Lernen	Bewusstheit	Teilweise unbewusstes Lernen
Theoriewissen	Lernergebnis	Erfahrungswissen

1.2 Lernen am Arbeitsplatz

Bereits in den 1990er-Jahren lenkten Marsick und Watkins (1990) sowie Argyris und Schön (1996) die Aufmerksamkeit auf den Arbeitsplatz als Ort für Lernprozesse. Ein großer Nachteil früherer Überlegungen ist das verhältnismäßig statische Konzept des Arbeitsplatzes. Nur wenige Faktoren wurden in die Modelle integriert. Kontextuelle Faktoren und soziokulturelle Einflüsse blieben weitestgehend unbeleuchtet. Basierend auf diesen Grundannahmen wurden eine Reihe weiterer Konzepte entwickelt, die sich in die beiden Bereiche Workplace Learning (Billett, 1995) und Work-related Learning (Streumer & Kho, 2006) gliedern lassen. Billett (1995, 2022) geht davon aus, dass das Lernen am Arbeitsplatz einer Struktur folgt. Arbeitserfahrung dient zur Strukturierung der Aktivitäten, die für die Handlungen am Arbeitsplatz nötig sind. Die Lernaktivitäten sind dabei weder formal noch beiläufig noch unstrukturiert oder spontan geleitet. Sie werden im Gegenteil von den Anforderungen des Arbeitsplatzes bestimmt. Die individuellen und kontextuellen Faktoren, die das Lernen am Arbeitsplatz bedingen, fungieren dabei als Determinanten des Workplace Learning.

Doornbos et al. (2008) untergliedern das Work-related Learning in drei Komponenten: den Prozess, die Lernumgebung und das Ergebnis des Prozesses. Work-related Learning gilt als ein sich überwiegend explizit vollziehender Prozess, der sich an vordefinierten Lernzielen orientiert.

1.2.1 Ansätze zum Lernen am Arbeitsplatz – internationale Perspektive

Als ein erstes Zwischenfazit lässt sich festhalten, dass Lernen sowohl am Arbeitsplatz als auch außerhalb (Dohmen, 2001) stattfindet und somit das Lernmaterial mit den Anforderungen des Jobs verknüpft wird. Informelles Lernen am Arbeitsplatz, so Decius et al. (2023), ist hauptsächlich kontextbezogen und basiert auf Arbeit und Erfahrung, wobei es aus Situationen entsteht, in denen Lernen nicht das Hauptziel war.

1 Die Praxisanleitung als Lernumgebung

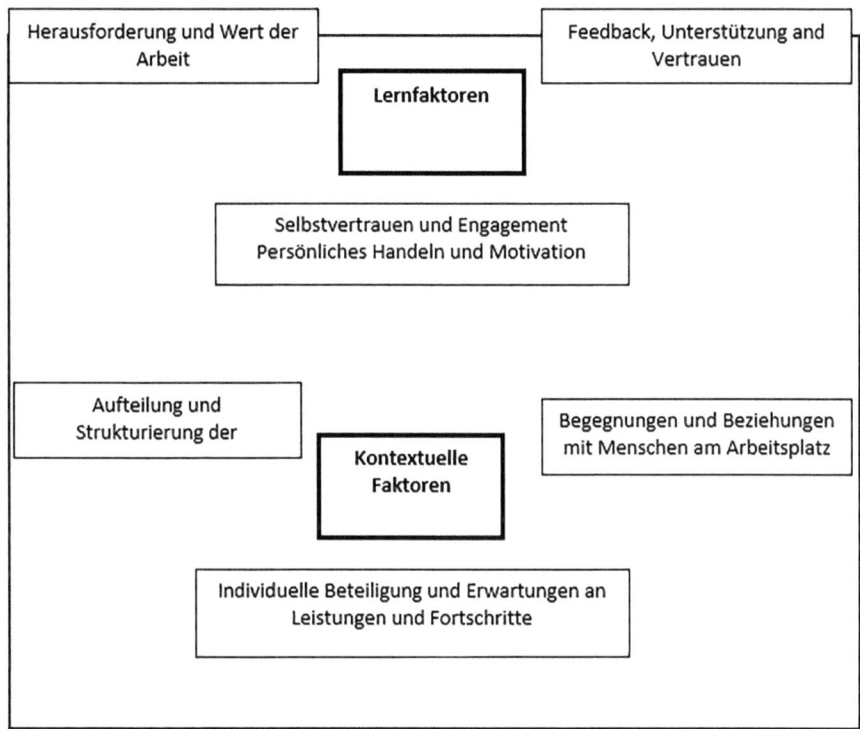

Abb. 1.2 Lern- und Kontextfaktoren nach Eraut und Hirsh (2007)

Diese Situation wird in der Regel eher durch die Lernumgebung selbst oder die Einzelpersonen initiiert als durch Lehrkräfte oder Ausbildende und wird oft sozial geteilt. Lernhandlungen und Konzepte des Lernens am Arbeitsplatz skizzieren den praktischen Rahmen, in dem vor allem informelles Lernen stattfinden kann. Eraut und Hirsh (2007) passen diese Ideen und Konzepte an, um mit ihrem Modell die unterschiedlichen Faktoren, die das Lernen am Arbeitsplatz beeinflussen (Abb. 1.2), aufzuzeigen. Hierin wird sichtbar, dass das Lernen am und für den Arbeitsplatz multidimensional und stark kontextspezifisch ausgerichtet ist.

Das Modell ist um die beiden Hauptkomponenten Lernfaktoren und kontextuelle Faktoren aufgebaut.

Die Lernfaktoren beziehen sich auf die Herausforderung und den Wert der Arbeit. Sie umfassen:

- Feedback, Unterstützung and Vertrauen: Externe Unterstützung und Rückmeldungen sind entscheidend für den Lernprozess.
- Persönliches Handeln und Motivation, Selbstvertrauen und Engagement: Individuelles Vertrauen und Engagement, persönliche Initiative und Motivation spielen eine zentrale Rolle im Lernprozess.

Die kontextuellen Faktoren beziehen sich auf die Zuweisung und Strukturierung der Arbeit. Sie umfassen:

- Begegnungen und Beziehungen mit Menschen am Arbeitsplatz: Zwischenmenschliche Beziehungen am Arbeitsplatz beeinflussen die Arbeitsumgebung.
- Individuelle Beteiligung und Erwartungen an Leistungen und Fortschritte: Die Art und Weise, wie Menschen ihre eigene Teilnahme und Leistung einschätzen, beeinflussen ihre Arbeitserfahrung.

Das Modell skizziert somit die Wechselwirkungen zwischen den Lernbedingungen (z. B. Feedback, Motivation) und dem Arbeitskontext (z. B. Beziehungen, Strukturierung der Arbeit), um zu erklären, wie Menschen bei der Arbeit lernen und sich entwickeln.

Auf der individuellen Ebene können darüber hinaus die Schlüsselfaktoren für das Lernen am Arbeitsplatz wie folgt beschrieben werden (Decius et al., 2024; Eraut & Hirsch, 2007; Tynjälä, 2022):

- Fähigkeiten, über die eine Person im weitesten Sinne verfügt, einschließlich persönlicher Eigenschaften, Wissen, Erfahrung und Verständnis;
- die Leistung des oder der Einzelnen bei der Arbeit und wie diese von anderen und ihm oder ihr selbst wahrgenommen wird;
- das formelle und informelle Lernen des oder der Einzelnen und die Prozesse, durch die dies geschieht (dieses Lernen ist nicht unbedingt geplant oder bewusst);
- der Kontext, in dem der oder die Einzelne arbeitet und lernt, was sowohl den Arbeitsplatz als auch den weiteren Kontext, insbesondere die Arbeitsplatzkultur, soziale Interaktionen und eher formelles Management umfasst.

Basierend auf diesen Überlegungen lassen sich die eingangs beschriebenen Lernformen im Rahmen des Lernens am Arbeitsplatzes wie folgt skizzieren (Abb. 1.3).

Individuelle Beteiligung und Erwartungen an Leistungen und Fortschritte: Die Art und Weise, wie Menschen ihre eigene Teilnahme und Leistung einschätzen, beeinflusst ihre Arbeitserfahrung. Dies verdeutlicht noch einmal, wie wichtig sowohl kontinuierliche Weiterbildung als auch Lernen am Arbeitsplatz für das Konzept des lebenslangen Lernens sind (Kankaraš, 2021).

Eng mit diesen Überlegungen ist das Modell von Pylväs et al. (2022) mit Anleihen in den Arbeiten bei Billett (1995, 2014) verwoben. In dem Konzept zu Professional Growth and Workplace Learning wird der Zusammenhang zwischen dem Lernen am Arbeitsplatz, beruflicher Entwicklung und kontinuierlichem Lernen dargestellt. Die verschiedenen Dimensionen des beruflichen Lernens und Wachstums werden in diesem Modell visualisiert (Abb. 1.4).

Die drei Hauptebenen umfassen das Lernen am Arbeitsplatz, die Karriereentwicklung und das kontinuierliche Lernen.

1 Die Praxisanleitung als Lernumgebung

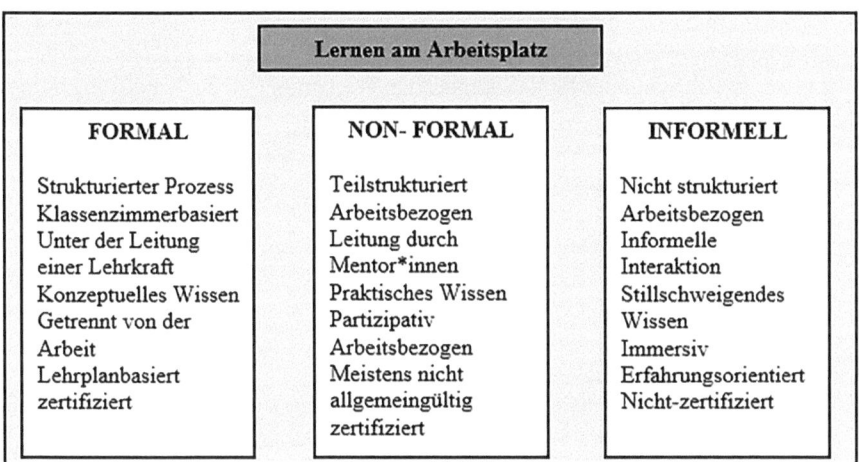

Abb. 1.3 Charakteristika des Lernens am Arbeitsplatz nach Kankaraš (2021)

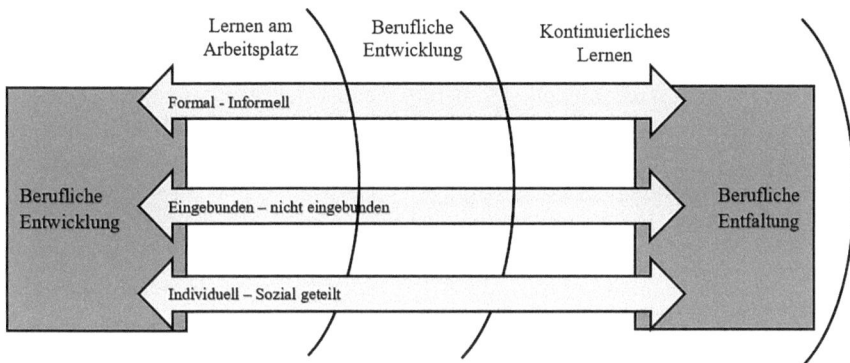

Abb. 1.4 Dimensionen beruflichen Lernens und Wachstum Pylväs et al. (2022)

- Lernen am Arbeitsplatz
  Hierbei werden drei Einflüsse mit jeweiligen Gegensatzpaaren unterschieden.
  Formal – Informal: Diese Achse beschreibt, ob das Lernen strukturiert (formal) oder unstrukturiert (informal) stattfindet.
  Eingebunden – nicht eingebunden: Bezieht sich darauf, ob das Lernen in einem spezifischen Kontext stattfindet oder losgelöst von einem bestimmten Arbeitskontext ist.
  Individuell – sozial: Beschreibt, ob das Lernen individuell oder durch soziale Interaktionen und Zusammenarbeit geschieht.
- Berufliche Entwicklung
  Hier wird der berufliche Entwicklungsprozess betrachtet, der durch das Lernen am Arbeitsplatz unterstützt wird und den Übergang zum kontinuierlichen Lernen erleichtert.

- Kontinuierliches Lernen
  Dies beschreibt die lebenslange berufliche Weiterentwicklung. Kontinuierliches Lernen ist der Schlüssel für das langfristige Wachstum und die Anpassungsfähigkeit von Fachkräften.

Innerhalb der drei Hauptebenen zeigen sich zudem die beiden Pole "berufliche Entwicklung" und "berufliches Wachstum". Diese beiden Positionen werden durch die zuvor beschriebenen Gegensatzpaare mitgestaltet und haben so wiederum Einfluss auf das Lernen am Arbeitsplatz, die Karriereentwicklung und das kontinuierliche Lernen.

- Berufliche Entwicklung
  Diese Komponente bezieht sich auf die Anfangsphase des Berufslebens und die berufliche Qualifikation. Sie geht den Prozessen des Arbeitsplatzlernens und der Karriereentwicklung voraus.
- Berufliche Entfaltung
  Das Endziel des gesamten Prozesses, das berufliche Wachstum, entsteht durch die kontinuierliche Weiterentwicklung von Fähigkeiten und Kompetenzen mittels verschiedener Lernformen.

Somit beschreibt das Modell, wie berufliche Entwicklung durch eine Kombination aus formellem und informellem, individuellem und sozialem Lernen am Arbeitsplatz zur Karriereentwicklung führt und schließlich durch kontinuierliches Lernen zu beruflichem Wachstum beiträgt.

1.2.2 Ansätze zum Lernen am Arbeitsplatz – deutschsprachige Perspektive

Neben den internationalen Forschungskontexten wurden im deutschsprachigen Raum in den letzten Jahren verschiedene nationale Ansätze diskutiert (Deutscher & Braunstein, 2023; Diettrich et al., 2021; Vogelsang et al., 2022), in welchen das Lernen am Arbeitsplatz auch in der beruflichen Bildung eine größere Beachtung findet. Unter den diskutierten Ansätzen zeigen sich in den Überlegungen von Dehnbostel (2024) die neuesten Entwicklungen in der beruflichen Weiterbildung, Überlegungen zum Lernen am Arbeitsplatz sowie die wichtigsten Lerntheorien (Segers et al., 2021; Tynjälä, 2013, 2022) und Lernaktivitäten für die berufliche Bildung, um das Lernen am Arbeitsplatz in seiner ganzen Komplexität darstellbar zu machen. Konkret gestaltet Dehnbostel (2022) betriebliche Lernkontexte nach Art (formal, reflexiv oder implizit), Ergebnis (theoretisches und Erfahrungswissen) und Kontext, wobei eine berufliche Handlungskompetenz durch eine Kombination verschiedener Lernformen erreicht werden kann. Ein Merkmal dieses Ansatzes ist die starke Orientierung an der Lernumgebung (Tynjälä, 2022).

Entsprechend können arbeitsintegrierte Lernaktivitäten rein informell während der Arbeit oder in non-formalen Lernkontexten stattfinden. Dies umfasst nach Dehnbostel (2021)

> *„[…] dezentrale arbeitsgebundene und arbeitsverbundene Lernorte wie Lerninsel, Lernstation, Lernstatt, Lernfabrik und Technikzentrum […]. Die arbeitsgebundenen oder arbeitsintegrierten Lernorte verschränken dabei reale Arbeitsstrukturen mit einer Lerninfrastruktur, womit zugleich das informelle Lernen mit dem formalen oder nichtformalen Lernen integriert wird. Das Konzept zielt auf die Weiterentwicklung von betrieblichen, zwischen- und überbetrieblichen Lernortsystemen unter besonderer Berücksichtigung des Lernorts Arbeitsplatz."* (Dehnbostel 2021, S. 130)

Somit werden arbeitsgebundenes, -verbundenes und -orientiertes Lernen (Dehnbostel 2022) elementar. Die Lernräume verschmelzen nicht nur, sondern gehen gezielt ineinander über. Dadurch werden die Zusammenarbeit und Vernetzung zwischen betrieblichen Lernräumen sowie mit externen, schulischen und hochschulischen Lernorten intensiviert und präzise beschrieben. Ein Kennzeichen des arbeitsbezogenen Lernens ist die Trennung zwischen Lernort und tatsächlichem Arbeitsplatz, die jedoch räumlich und organisatorisch eng miteinander verknüpft sind. Beispiele dafür sind Qualitätszirkel, Lernstätten und -fabriken. Die Kombination von physischen und virtuellen Lernorten in der betrieblichen Weiterbildung gewinnt zunehmend an Bedeutung. Dies eröffnet den berufsbildenden Schulen neue Möglichkeiten für ein arbeitsnahes Lernen in der Aus- und Weiterbildung. Die technologischen Entwicklungen und die damit verbundenen Vernetzungs- und Integrationsmöglichkeiten erweitern zudem Lernräume und -prozesse.

Kennzeichnend für diese Formen sind strukturelle Verbindungen von Lern- und Arbeitsinfrastrukturen (Segers et al., 2021). Arbeitsbezogene Lerninfrastrukturen sind wiederum durch verschiedene Lernangebote wie digitale Medien, Lernunterstützung und arbeitsbezogene Lernkonzepte gekennzeichnet.

Arbeitsbezogene Lernformen unterliegen der Arbeitsrealität, wobei der Erfolg des Lernprozesses von den Arbeitsaufgaben, der Arbeitsplatzausstattung und der Unternehmenskultur abhängt (Dehnbostel, 2021). Diese Lernmethode zielt darauf ab, die Angemessenheit des Lernprozesses zu bestimmen, und ermöglicht es den Lernenden, sich Wissen und Fähigkeiten anzueignen, indem sie Arbeitsprozesse durch hilfreiche Erklärungen von erfahrenen Mitarbeitenden beobachten und imitieren.

Um den Bogen vom Lernen am Arbeitsplatz hin zur betrieblichen Bildungsarbeit und in diesem Kontext hin zur gelungenen Praxisanleitung zu spannen, wird abschließend das Konzept der Handlungsfelder betrieblicher Bildungsarbeit (Dehnbostel, 2021) vorgestellt (Abb. 1.5).

Das Modell fokussiert auf die Handlungsfelder betrieblicher Bildungsarbeit im Zusammenhang mit verschiedenen Referenzbereichen. Diese sind mit den Handlungsfeldern verbunden und betreffen verschiedene organisatorische Bereiche. Zu den Referenzbereichen zählen:

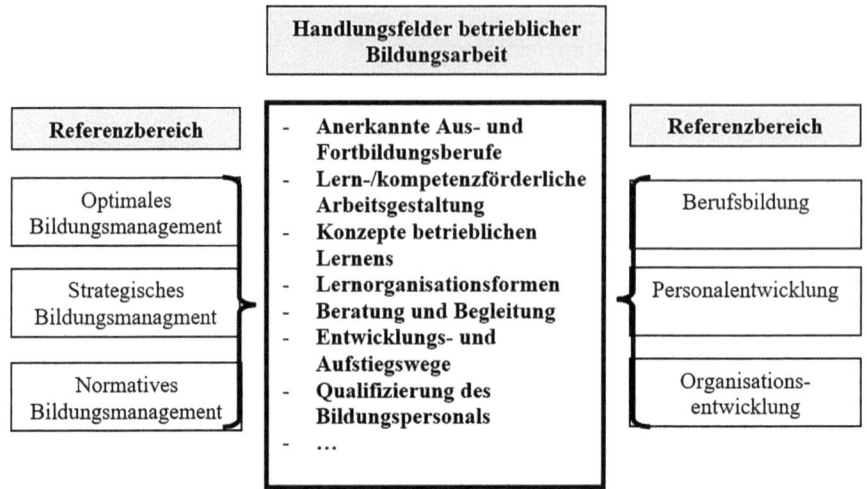

Abb. 1.5 Handlungsfelder betrieblicher Bildungsarbeit nach Dehnbostel (2021)

Referenzbereiche des Bildungsmanagements

- Operatives Bildungsmanagement: Konkrete, kurzfristige Bildungsaktivitäten und Maßnahmen.
- Strategisches Bildungsmanagement: Langfristige Planung und Ausrichtung der Bildungsmaßnahmen zur Erreichung von Unternehmenszielen.
- Normatives Bildungsmanagement: Grundlegende Werte, Normen und Prinzipien, die die Bildungsarbeit im Unternehmen prägen.

Referenzbereiche für die Bildungsarbeit

- Berufsbildung: Fokus auf die Ausbildung und Qualifizierung der Mitarbeitenden.
- Personalentwicklung: Entwicklung der Kompetenzen der Mitarbeitenden, um ihre beruflichen Fähigkeiten zu stärken.
- Organisationsentwicklung: Verbesserung und Anpassung der Organisationsstrukturen und -prozesse durch Bildungsarbeit.

Diese Referenzbereiche wirken auf die Handlungsfelder betrieblicher Bildungsarbeit. Dabei werden in dem Modell die zentralen Aufgaben und Verantwortlichkeiten in der betrieblichen Bildungsarbeit aufgeführt, die durch die unterschiedlichen Bildungsmanagementebenen und verschiedenen Formen der Bildungsarbeit beeinflusst werden. Dazu gehören:

- Anerkannte Aus- und Fortbildungsberufe
- Lern-/kompetenzförderliche Arbeitsgestaltung
- Konzepte betrieblichen Lernens
- Lernorganisationsformen

- Beratung und Begleitung
- Entwicklungs- und Aufstiegswege
- Qualifizierung des Bildungspersonals

Das Modell beschreibt somit eine ganzheitliche Perspektive auf betriebliche Bildungsarbeit, die sowohl operative und strategische als auch normative Aspekte des Bildungsmanagements berücksichtigt und diese mit der Berufsbildung, Personal- und Organisationsentwicklung verbindet. Es hebt hervor, wie diese Bereiche zusammenwirken, um eine effektive und nachhaltige Bildungsarbeit im Unternehmen sicherzustellen.

1.3 Lernen in der praktischen Pflegeausbildung

Die praktische Pflegeausbildung in Deutschland ist so gestaltet, dass die Auszubildenden schrittweise an die vielfältigen Aufgaben und Herausforderungen des Pflegeberufs herangeführt werden (Kriesten, 2024). Sie sammeln praktische Erfahrungen in verschiedenen Bereichen, arbeiten mit erfahrenen Praxisanleitenden zusammen und entwickeln so die notwendigen fachlichen, sozialen und methodischen Kompetenzen, die für den Beruf der Pflegefachkraft notwendig sind (Jürgensen & Dauer, 2021). Im ersten Abschnitt wird es daher um allgemeine Aspekte der praktischen Pflegeausbildung gehen, während der zweite Abschnitt die Praxisanleitung in der Pflegeausbildung kurz beleuchtet.

1.3.1 Allgemeine Aspekte

Die praktische Pflegeausbildung ist ein zentraler Bestandteil der Pflegeausbildung, die sich durch eine duale Struktur auszeichnet. Diese Ausbildung verbindet Theorie und Praxis, um die Auszubildenden optimal auf ihre beruflichen Aufgaben in der Pflege vorzubereiten. Auch hier erfolgt eine kontinuierliche Transformation von der klassischen Wissensvermittlung zur Lernbegleitung (Müller & Schallenkammer, 2024).

Entsprechend gliedert sich die Neufassung der generalistischen Pflegeausbildung in die drei Ausbildungsdrittel und die dazugehörigen Konstruktionsprinzipien der Aufgabenstellung. Abb. 1.6 visualisiert diesen Ansatz.

Im Wesentlichen lassen sich in diesem Zusammenhang die folgenden sieben Kernfelder identifizieren, welche die praktische Pflegeausbildung kennzeichnen.

- Die Struktur der dualen Ausbildung
  Die Pflegeausbildung erfolgt teils in einer Pflegeschule – für die überwiegend theoretische Ausbildung – teils in einer bzw. mehreren Pflegeeinrichtungen – für die überwiegend praktische Ausbildung (Büker, 2018).
- Ausbildungsstätten
  Als Ausbildungsstätten fungieren die Pflegeeinrichtungen. Zu diesen Trägern der praktischen Ausbildung zählen in der Regel Krankenhäuser, Pflegeheime,

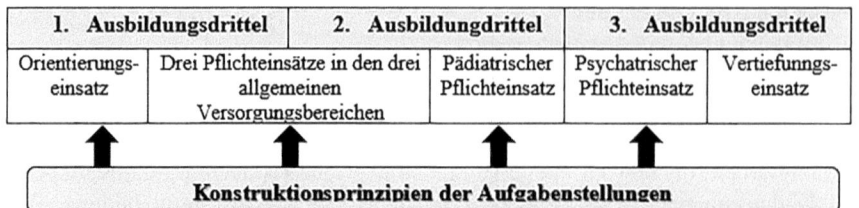

Abb. 1.6 Konstruktionsprinzipien der Aufgabenstellung Müller & Schallenkammer (2024)

ambulante Pflegedienste, Einrichtungen der psychiatrischen Versorgung und Einrichtungen der Versorgung von Kindern und Jugendlichen (BIBB, 2024).

Dabei findet die praktische Ausbildung in verschiedenen Einrichtungen statt, damit die Auszubildenden ein breites Spektrum an Erfahrungen sammeln können. Nach der generalistischen Pflegeausbildung umfasst dies mindestens Krankenhäuser (stationäre Akutpflege), Altenpflegeeinrichtungen (stationäre Langzeitpflege), ambulante Pflegedienste (ambulante Pflege) sowie Spezialbereiche wie Psychiatrie, Pädiatrie, Rehabilitation und Hospize (BIBB, 2024).

- Praxisanleitung
  Während der praktischen Ausbildung werden die Auszubildenden von Praxisanleitenden betreut. Diese speziell ausgebildeten Pflegefachkräfte begleiten den Lernprozess und stellen sicher, dass die Auszubildenden zielgerichtet und ausbildungskonform in den jeweiligen Abteilungen eingebunden werden. Zu den zentralen Aufgaben der Praxisanleitenden gehören: Anleiten, Erklären und Üben der pflegerischen Tätigkeiten; Sicherstellen, dass Lernziele erreicht werden; aber auch regelmäßiges Feedbackgeben und Reflexion mit den Auszubildenden (Kriesten, 2024).
- Lernziele und Kompetenzentwicklung
  Die praktische Pflegeausbildung orientiert sich an einem festgelegten Ausbildungsplan, der durch das Pflegeberufegesetz (PflBG) sowie die Ausbildungs- und Prüfungsverordnung (PflAPrV) geregelt ist. Die Ausbildung zielt darauf ab, die Kernkompetenzen im Ausbildungsberuf zu vermitteln. Dazu zählen fachliche Kompetenzen, personelle Kompetenzen und Lernkompetenzen (Mühlich, 2023).

1 Die Praxisanleitung als Lernumgebung

- Struktur der praktischen Ausbildung
  Entsprechend dem Ausbildungsplan ist die Ausbildung in verschiedene Praxiseinsätze gegliedert. Diese beziehen sich auf das erste, zweite und dritte Ausbildungsdrittel und umfassen neben einem Orientierungseinsatz die zuvor angesprochenen Stationen. Abb. 1.6 verdeutlicht noch einmal die umfangreichen Anforderungen einerseits und die mannigfaltigen Lernmöglichkeiten andererseits (BIBB, 2024).
- Reflexion und Theorie-Praxis-Verzahnung
  Ein wichtiger Bestandteil des Lernprozesses ist die Reflexion der erworbenen Praxiserfahrungen. In regelmäßigen Abständen kommen die Auszubildenden in der Pflegeschule zusammen, um die erlernten praktischen Fähigkeiten zu reflektieren und theoretisch zu untermauern. Dies dient der Theorie-Praxis-Verzahnung, bei der theoretisches Wissen durch praktische Erfahrungen gefestigt wird (Kriesten, 2024).
- Bewertung und Prüfung
  Während der gesamten praktischen Ausbildung werden die Auszubildenden durch praxisnahe Bewertungen und Beurteilungen begleitet. Zum Ende der Ausbildung erfolgt eine praktische Abschlussprüfung, die sich auf die erlernten Fähigkeiten und Kenntnisse in der Pflege bezieht. Diese Prüfung wird unter realen Bedingungen in einer Pflegeeinrichtung durchgeführt und von Prüfer*innen beaufsichtigt (Genz & Gahlen-Hoops, 2024).

Bezogen auf die Entwicklung von Kompetenzen innerhalb der generalistischen Ausbildung zeigt sich nach § 5 Abs. 1 PflBG eine Aufteilung in fachliche, methodische, personale und soziale Kompetenzen, gerahmt durch die ebenfalls zu entwickelnde Lernkompetenz (Abb. 1.7).

Entsprechend diesen allgemeinen Gestaltungsmerkmalen kann die berufliche Handlungskompetenz innerhalb der Ausbildung in einer sinnvollen Verknüpfung von Theorie und Praxis erworben und nur im praktischen Handeln auch eingeübt werden. Angelehnt an Dehnbostel (2022) ist das Lernen mittels praktischer Hand-

Kompetenzdimensionen nach §5 Abs. 1 PflBG	
Fachliche Kompetenzen	**Personale Kompetenzen**
Methodische Kompetenzen	Soziale Kompetenzen
	Interkulturelle Kompetenzen
	Kommunikative Kompetenzen
Lernkompetenzen Fähigkeit zum Wissenstransfer Fähigkeit zur Selbstreflexion	

Abb. 1.7 Kompetenzdimensionen nach § 5 Abs. 1 PflBG. (Jürgensen & Dauer, 2021)

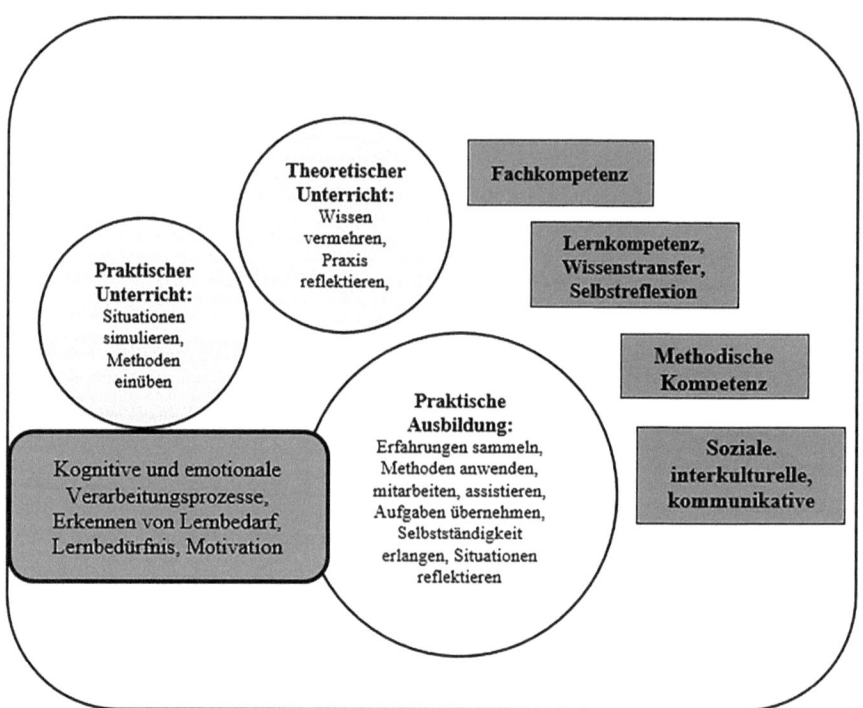

Abb. 1.8 Kompetenzerwerb durch Verzahnung von Theorie und Praxis nach Jürgensen und Dauer (2021)

lungen geprägt durch authentische berufliche Situationen im realen Arbeitskontext, die sinnvolle und wirkmächtige Kombination aus Wissen, Handeln und Erfahrung, die Ermöglichung einer professionellen Identitätsbildung wie auch einer stufenweisen Integration der eigenen Handlungsfähigkeiten vom Novizentum zum Expertentum und damit zu einer kontinuierlichen Ausweitung der Handlungs- und Verantwortungsbereiche.

Der damit verbundene Kompetenzerwerb durch die Verzahnung von Theorie- und Praxislernorten innerhalb der Ausbildung mit einem besonderen Fokus auf die praktische Ausbildung wird noch einmal in Abb. 1.8 deutlich.

Dabei dient der theoretische Unterricht dazu, Wissen zu erweitern, die Praxis zu reflektieren und das Lernen zu vertiefen. Dies soll zu einem Erwerb von Fachkompetenz führen. Der praktische Unterricht hingegen simuliert Situationen und übt Methoden ein. Diese Phase ist eng mit dem Erwerb der methodischen Kompetenz verbunden, die durch den verknüpften Lernprozess gestärkt wird. In der praktischen Ausbildung wiederum wird es den Auszubildenden ermöglicht, Erfahrungen zu sammeln, Methoden anzuwenden und Verantwortung zu übernehmen. Hier werden sowohl soziale, interkulturelle und kommunikative Kompetenzen als auch Lernkompetenzen, Wissenstransfer und Selbstreflexion gefördert.

Zentral sind bei all diesen Schritten kognitive und emotionale Verarbeitungsprozesse, die das Erkennen des Lernbedarfs, der Lernbedürfnisse und der Motivation umfassen, welche sowohl für die theoretische als auch für die praktische Ausbildung relevant sind. Die Verzahnung dieser Elemente unterstützt den ganzheitlichen Kompetenzerwerb in der Pflegeausbildung.

Untersuchungen zeigen (Goller et al., 2022; Jezewski, 2023; Papacek-Zimmermann, 2024), dass für den Erwerb beruflicher Handlungskompetenz mehr als bloßes Mitarbeiten oder einzelne Tätigkeiten erforderlich ist bzw. sind. Informelles Lernen in alltäglichen Arbeitsprozessen geschieht oft unbewusst und führt nicht immer zum gewünschten Ergebnis (Dehnbostel, 2022). Um umfassende Kompetenzen zu entwickeln, muss das informell Gelernte durch gezieltes und strukturiertes Lernen ergänzt werden. Dies geschieht durch spezielle Arbeitsaufgaben, geplante Praxisanleitungen und Reflexion des eigenen Handelns.

Wie von Jürgensen und Dauer (2021) beschrieben, bieten praktische Lernorte viele Gelegenheiten, berufliche Erfahrungen zu sammeln und Kompetenzen zu erweitern. Durch die enge Verzahnung von Theorie und Praxis kann theoretisches Wissen direkt in der Praxis angewendet und erprobt werden. Die Auszubildenden verarbeiten dabei nicht nur neue Eindrücke, sondern bewältigen auch komplexe Aufgaben. Das Gelernte kann anschließend im theoretischen Unterricht reflektiert und mit weiterem Wissen angereichert werden, was zu einer Steigerung der fachlichen, methodischen sowie sozialen, interkulturellen und kommunikativen Kompetenzen führt (Genz & Gahlen-Hoops, 2024).

1.3.2 Praxisanleitung in der Pflegeausbildung

Die Pflegeausbildung in Deutschland hat sich in den letzten Jahren, insbesondere durch die Einführung des Pflegeberufegesetzes im Jahr 2020, stark gewandelt. Ziel dieser Reform war es, die Qualität der Pflegeausbildung zu verbessern und die Professionalisierung des Pflegeberufs voranzutreiben (BIBB, 2024). Eine wesentliche Säule dieser Reform ist die Praxisanleitung (Büker, 2018; Kriesten, 2024), die ein zentrales Element in der Ausbildung von Pflegefachkräften darstellt. Im Lehr-Lern-Kontext der Pflegeausbildung verbindet die Praxisanleitung theoretische Inhalte mit praktischen Erfahrungen und ermöglicht es den Auszubildenden, die in der Schule erworbenen Kenntnisse in der realen Pflegeumgebung anzuwenden.

Die Praxisanleitung erfolgt geplant und strukturiert auf Basis des Ausbildungsplans. Zahlreiche Autor*innen (Genz & Gahlen-Hoops, 2024; Jürgensen & Dauer, 2021; BIBB, 2024) zeigen die umfassenden Aufgaben der Praxisanleitenden auf, die darin bestehen, Auszubildende schrittweise an die Tätigkeiten von Pflegefachkräften heranzuführen, indem sie

- Lernprozesse anstoßen,
- Arbeitsaufgaben so auswählen, dass sie die individuelle Entwicklung der Lernenden fördern,
- als Ansprechpartner*innen zur Verfügung stehen,

- Fehler und Umwege als Chancen für den Lernprozess betrachten,
- zur Reflexion der Arbeitsergebnisse und -erfahrungen ermutigen,
- Methoden des selbstständigen Lernens vermitteln,
- Kompetenzen fördern, die eigenverantwortliches Lernen ermöglichen,
- die Auszubildenden bei der Entwicklung einer selbstständigen Arbeitsweise unterstützen sowie
- effektives Teamwork vermitteln.

Zusätzlich obliegt es den Praxisanleitenden, die Auszubildenden zur Führung des Ausbildungsnachweises anzuhalten, die Verbindung zur Pflegeschule aufrechtzuerhalten sowie nach jedem Praxiseinsatz eine qualifizierte Leistungseinschätzung zu erstellen und mit den Auszubildenden zu besprechen. Somit wird der hohe Stellenwert der Lehr-Lern-Kontexte in der Praxisanleitung in der Pflegeausbildung in Deutschland noch einmal unterstrichen (Müller, 2023).

Die Praxisanleitung spielt daher eine entscheidende Rolle im Lernprozess der Auszubildenden. Sie stellt sicher, dass die theoretisch vermittelten Inhalte im Alltag der Pflege verankert werden. Durch eine gezielte Anleitung und Reflexion unterstützen die Praxisanleitenden die Auszubildenden dabei, eine berufliche Handlungskompetenz zu entwickeln. Die Praxisanleitenden fungieren dabei als Mentor*innen, die nicht nur Wissen vermitteln, sondern auch Werte, Haltungen und pflegerische Standards vorleben (Pildner et al., 2024).

Die Praxisanleitung findet sowohl in Krankenhäusern und Pflegeheimen als auch in ambulanten Pflegeeinrichtungen statt und muss laut Pflegeberufegesetz von qualifizierten Fachkräften durchgeführt werden. Diese Fachkräfte müssen über eine spezielle Weiterbildung zur Praxisanleitung verfügen, die ihnen pädagogische, kommunikative und methodische Kompetenzen vermittelt.

Die Lehr-Lern-Kontexte in der Praxisanleitung können vielfältig sein und hängen stark von den Gegebenheiten in der jeweiligen Pflegeeinrichtung sowie von den Lernzielen der Auszubildenden ab. Die Rahmenausbildungspläne für die praktische Ausbildung in der Pflege lassen den Rückschluss zu, dass sich im Wesentlichen drei zentrale Lehr-Lern-Kontexte in der Praxisanleitung identifizieren lassen. Dies wird auch durch die Arbeiten von Genz und Gahlen-Hopps (2024) sowie Mamerow und Mamerow (2006) gestützt. Die drei zentralen Lehr-Lern-Kontexte umfassen:

- Direkte Anleitung an Patient*innen
  Hier lernen die Auszubildenden durch das unmittelbare Handeln an Patient*innen oder Pflegebedürftigen. Die Praxisanleitenden leiten die Auszubildenden in der Durchführung pflegerischer Maßnahmen an, wie zum Beispiel in der Grundpflege, der Wundversorgung oder der Medikation. Dieser Lehr-Lern-Kontext erfordert eine hohe Aufmerksamkeit seitens der Praxisanleitenden, da sie sicherstellen müssen, dass die Auszubildenden die Maßnahmen korrekt durchführen und dabei die individuellen Bedürfnisse der Pflegebedürftigen berücksichtigen.
- Reflexion und Feedback
  Nach der Durchführung von pflegerischen Maßnahmen ist die Reflexion ein wichtiger Bestandteil des Lernprozesses. Praxisanleitende führen mit den Aus-

zubildenden Reflexionsgespräche, in denen das Verhalten und die Handlungen der Auszubildenden besprochen werden. Dies fördert das kritische Denken und hilft den Auszubildenden, ihr Handeln zu hinterfragen und sich kontinuierlich zu verbessern. Die Praxisanleitung nutzt hier das konstruktive Feedback, um den Lernfortschritt der Auszubildenden zu unterstützen.
- Theorie-Praxis-Transfer
Ein weiterer wichtiger Lehr-Lern-Kontext ist der Theorie-Praxis-Transfer. Die Auszubildenden müssen in der Lage sein, das theoretisch Erlernte in die Praxis umzusetzen. Die Praxisanleitenden unterstützen sie dabei, indem sie theoretische Inhalte in den Praxisalltag integrieren. Dies kann durch gezielte Fragestellungen, Erläuterungen oder die gemeinsame Bearbeitung von Fallbeispielen geschehen.

Die Praxisanleitung ist also ein unverzichtbarer Bestandteil der Pflegeausbildung in Deutschland. Sie verbindet das theoretische Wissen mit praktischen Erfahrungen und ermöglicht es den Auszubildenden, ihre berufliche Handlungskompetenz zu entwickeln. Die Praxisanleitenden übernehmen dabei eine zentrale Rolle als Mentor*innen und Lehrkräfte, die die Auszubildenden durch den Pflegealltag begleiten. Trotz der Herausforderungen, die der Pflegealltag mit sich bringt, bleibt die Praxisanleitung ein wichtiger Baustein in der Ausbildung qualifizierter Pflegefachkräfte, die den Anforderungen des modernen Gesundheitswesens gewachsen sind (Pildner et al., 2024).

1.4 Lernprozesse anleiten und gestalten

Das Lernen und die kompetente Anleitung sind grundlegend für die erfolgreiche Gestaltung von Lernprozessen jeglicher Art. Die vorangegangenen Abschnitte haben die wesentlichen Formen des Lernens und Aspekte des Lernens am Arbeitsplatz beleuchtet. Danach wurden die Lehr-Lern-Prozesse in der Pflegeausbildung näher betrachtet, um schließlich auf die Bedeutung der Praxisanleitung in diesem Lernsetting einzugehen. Dieses Kapitel widmet sich nun der damit eng verbundenen Thematik des Anleitens und Gestaltens von Lernprozessen. So wird zunächst auf komplexe Lernumgebungen am Arbeitsplatz eingegangen, um im Folgenden zwei für die Praxisanleitung besonders relevante Bereiche zu behandeln: das Complex Learning Model 4C/ID und das Cognitive Apprenticeship Model.

1.4.1 Komplexe Lernumgebungen

Komplexe Lernumgebungen am Arbeitsplatz beziehen sich auf dynamische Settings, in denen Mitarbeitende neues Wissen sowie neue Fähigkeiten und Kompetenzen in Echtzeit erwerben und anwenden müssen (Bouw et al., 2019; Frerejean et al., 2019). Diese Umgebungen sind in der Regel durch rasche Veränderungen, unklare Ziele, vielfältige Teams und häufig eine digitale Integration gekennzeichnet (Decius,

2024). Da Unternehmen sich an neue Technologien und den globalen Wettbewerb anpassen, wächst die Komplexität von Lernumgebungen am Arbeitsplatz und erfordert von den Mitarbeitenden, agil, anpassungsfähig und kontinuierlich lernbereit zu sein (Harteis, 2022).

Ein wesentliches Merkmal komplexer Lernumgebungen ist die Notwendigkeit, kontinuierlich zu lernen. Im Gegensatz zu traditionellen strukturierten Schulungsprogrammen erfordern diese Umgebungen, dass Mitarbeitende durch Erfahrungen, Interaktionen und Problemlösungen am Arbeitsplatz lernen. Die Arbeit selbst wird oft zu einem Lerninstrument, und von den Mitarbeitenden wird erwartet, dass sie Wissen auf eine organische und eigenständige Weise erwerben (Leppert, 2021).

Darüber hinaus sind diese Umgebungen in der Regel interdisziplinär. Mitarbeitende müssen mit Kolleg*innen aus verschiedenen Abteilungen oder Fachgebieten zusammenarbeiten, was den Lernprozess komplexer macht. Dies fördert interdisziplinäres Lernen und die Entwicklung eines breiteren Kompetenzspektrums (Dehnbostel, 2024). Die Technologie spielt eine entscheidende Rolle bei der Gestaltung dieser Umgebungen. Mit dem Aufstieg digitaler Werkzeuge haben Mitarbeitende Zugang zu verschiedenen Lernressourcen, wie Online-Kursen, Webinaren und kollaborativen Plattformen (Roll & Ifenthaler, 2020). Die Integration der Technologie erhöht jedoch auch die Komplexität, da die Mitarbeitenden sich ständig an neue Systeme und Software anpassen müssen. Künstliche Intelligenz (KI) und maschinelles Lernen (ML) werden ebenfalls immer häufiger eingesetzt. Sie verlangen von den Mitarbeitenden, diese Technologien nicht nur zu verstehen, sondern auch zu nutzen, um ihre Arbeitsleistung zu verbessern. Dabei sind es nach Lokhtina und Faller (2024) vor allem die umfassenden und divergierenden Anforderungen innerhalb des Arbeitsplatzes und der damit verbundenen Lernumgebungen, die einerseits neue Impulse für Lernprozesse bieten, andererseits aber auch die Basis für eine kontinuierliche Herausforderung darstellen können.

Die Komplexität dieser Umgebungen bringt einige Herausforderungen mit sich. Mitarbeitende stehen oft vor einer Informationsflut, da eine große Menge an Daten und Lernressourcen verfügbar ist (Seufert, 2021). Sich in diesen Informationen zurechtzufinden, relevante Lernmaterialien auszuwählen und diese effektiv anzuwenden, kann herausfordernd sein. Darüber hinaus kann die ständige Notwendigkeit zur Anpassung, insbesondere in schnelllebigen Branchen, zur kognitiven Überlastung führen und damit nicht zuletzt auch die Fluktuationsrate im Unternehmen erhöhen (Schmid et al., 2024).

Trotz dieser Herausforderungen bieten komplexe Lernumgebungen erhebliche Vorteile. Sie fördern die Innovation, da die Mitarbeitenden dazu ermutigt werden, kritisch zu denken, zu experimentieren und Probleme auf neuartige Weise zu lösen. Zudem schaffen sie eine Kultur des lebenslangen Lernens, in der sich die Mitarbeitenden kontinuierlich weiterentwickeln und anpassen, was sowohl die individuelle Leistung als auch die Wettbewerbsfähigkeit des Unternehmens verbessert (Frerejean et al., 2019).

Abschließend sei in diesem Zusammenhang auf das Modell von Illeris (2011) verwiesen. Auch in diesem Modell werden mehrere Ebenen und Einflussfaktoren des Lernens am Arbeitsplatz beleuchtet. Hierbei werden noch einmal zentrale Bau-

1 Die Praxisanleitung als Lernumgebung

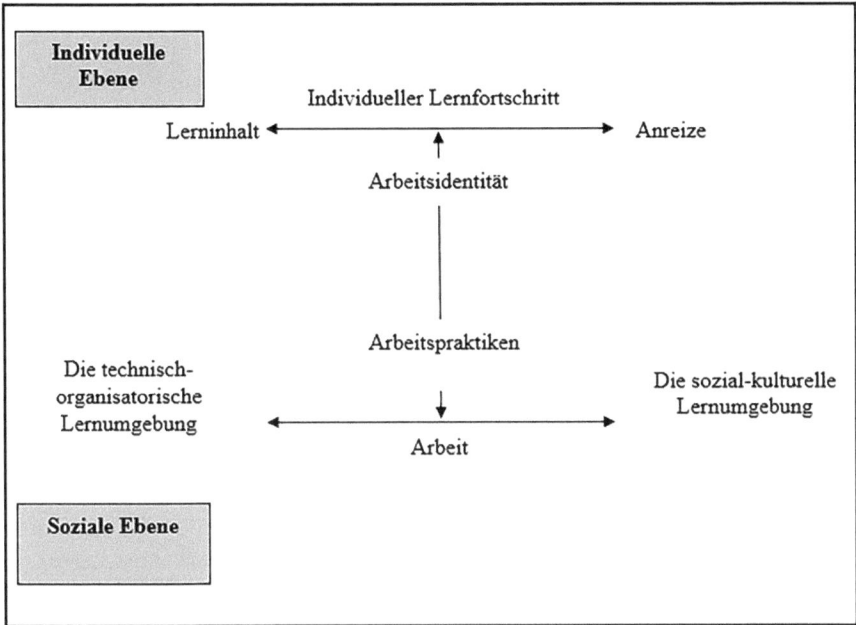

Abb. 1.9 Lernen im Arbeitsleben. (Illeris, 2011)

steine präsentiert, welche im Rahmen des Lernens im Arbeitskontext Relevanz besitzen (Abb. 1.9).

Lernprozesse im Arbeitskontext werden in diesem Modell differenziert betrachtet und in ihrer Verbindung zueinander dargestellt:

- Individuelle Ebene
  Dieser Teil des Modells betont den individuellen Fortschritt beim Lernen.
  Dabei findet dieser Prozess im Spannungsverhältnis zwischen dem Lerninhalt und dem Anreiz – meist der Motivation, die das Individuum zum Lernen bewegt bzw. den Lernprozess initiiert und aufrechterhält – statt.
- Soziale Ebene
  Diese Ebene fokussiert auf das soziale Umfeld und dessen Einfluss auf den Lernprozess. Hierbei liegt das Spannungsverhältnis zwischen den Komponenten der technischen und organisatorischen Struktur der Lernumgebung, welche die Art und Weise, wie Lernen stattfindet, determinieren, und der sozial-kulturellen Lernumgebung, welche ebenfalls einen determinierenden Einfluss aufweist.
- Arbeitsidentität und Arbeitspraktiken entwickeln sich wiederum zwischen dem individuellen Lernprozess und der Tätigkeit am Arbeitsplatz. Die Arbeitsidentität steht im Zentrum des Modells und ist das Produkt von Lernprozessen und Arbeitspraktiken. Die Arbeitspraktiken, also wie Menschen in der Praxis am Arbeitsplatz agieren, beeinflussen wiederum die Ausbildung ihrer Arbeitsidentität. Dies ist das zentrale Element, das durch das Zusammenspiel von Inhalt, Arbeit sowie sozialer und technischer Umgebung geformt wird.

Das Modell beschreibt somit, wie sich das individuelle Lernen und die Arbeitsidentität im Kontext sozialer, kultureller und technischer Lernumgebungen sowie durch den Anreiz und den Inhalt des Lernens entwickeln. Es verdeutlicht das Wechselspiel zwischen individuellen Lernfortschritten und der kollektiven sozialen und organisatorischen Arbeitsumgebung.

1.4.2 4C/ID-Ansatz

Das Vier-Komponenten-Instruktionsdesign-Modell (four-component instructional design model, 4C/ID) ist ein Ansatz für die Gestaltung eines Unterrichts für komplexes Lernen, also Lernen, das auf integrative Ziele ausgerichtet ist, bei denen Wissen, Fähigkeiten und Einstellungen gleichzeitig entwickelt werden, um komplexe Fertigkeiten und berufliche Kompetenzen zu erwerben. Es bietet Richtlinien für die Analyse von Aufgaben aus der Arbeitswelt und deren Umwandlung in einen Entwurf für ein Bildungsprogramm (van Merriënboer, 1997). Das Modell wird typischerweise zur Gestaltung und Entwicklung umfangreicher Bildungsprogramme verwendet, die sich über mehrere Wochen bis mehrere Jahre erstrecken und/oder einen wesentlichen Teil eines Lehrplans umfassen. Das Modell wurde in den späten 1980er-Jahren initiiert und stellt eine stringente Weiterentwicklung der bestehenden Instruktionsdesignmodelle (van Merriënboer & Kirschner, 2018) dar. Van Merriënboer (2019) sieht die Stärke des Modells vor allem in der gezielten Anleitung innerhalb eines realen Arbeitskontextes,

> „da es aktuellen Trends im Bereich der Bildung entspricht: (a) Schwerpunkt auf der Entwicklung komplexer Fähigkeiten bzw. beruflicher Kompetenzen, (b) zunehmender Transfer dessen, was in der Schule gelernt wird, auf neue Situationen, insbesondere am Arbeitsplatz, und (c) die Entwicklung von Schlüsselkompetenzen, also Fähigkeiten, die für das lebenslange Lernen unabdingbar sind." (Van Merriënboer, 2019, S. 1)

4C/ID ist somit ein Ansatz zur Gestaltung von Bildungsprogrammen für komplexes Lernen, der in vier Komponenten unterteilt ist: Lernaufgaben, unterstützende Informationen, prozedurale Informationen und Teilaufgabenübungen.

Van Merriënboer und Kirschner (2018) sowie Roos et al. (2021) charakterisieren die vier wesentlichen Elemente von 4C/ID wie folgt:

- Lernaufgaben (Learning Tasks)
  zielen auf die Integration von Fähigkeiten, Wissen und Einstellungen ab;
  bieten authentische, ganzheitliche Erfahrungen, die auf realen Aufgaben beruhen;
  sind in leichte bis schwierige Aufgabenklassen unterteilt.
- Unterstützende Informationen (Supportive Information)
  unterstützen das Lernen und die Durchführung von nicht wiederkehrenden Aspekten von Lernaufgaben;
  erklären, wie man Probleme in einem Bereich angeht und wie dieser Bereich organisiert ist.

- Prozedurale Informationen (Procedural Information)
  sind Voraussetzung für das Erlernen und Ausführen von wiederkehrenden Aspekten von Lernaufgaben (oder Übungsaufgaben);
  geben genau an, wie Routineaspekte der Aufgabe auszuführen sind, z. B. durch eine schrittweise Anleitung.
- Teilaufgabenübungen (Part-task Practice)
  bieten ein zusätzliches Üben ausgewählter wiederkehrender Aspekte, um einen sehr hohen Automatismusgrad zu erreichen;
  bieten eine große Anzahl von Wiederholungen.

Im Folgenden werden die vier zentralen Elemente des 4C/ID-Ansatzes noch einmal vertieft behandelt, um den didaktischen Anspruch im Rahmen z. B. der Praxisanleitung hervorzuheben. Hierbei werden die grundlegenden Arbeiten von van Merriënboer (2019, 2021) herangezogen.

Element 1: Lernaufgaben
Das Herzstück von 4C/ID ist die Gestaltung von bedeutungsvollen, ganzheitlichen Aktivitäten darstellenden Lernaufgaben, die die Lernenden ausführen müssen, um komplexe Fertigkeiten zu erwerben. In der beruflichen Bildung basieren diese Aufgaben oft auf realen Szenarien, die Situationen widerspiegeln, mit denen die Lernenden in ihrem beruflichen Umfeld konfrontiert werden. Ein Beispiel: In einem Ausbildungsprogramm für Elektriker könnte eine Lernaufgabe darin bestehen, eine fehlerhafte elektrische Schaltung zu diagnostizieren und zu reparieren.

Diese Aufgaben sollten vom Einfachen zum Komplexen hin sequenziert werden, sodass die Lernenden mit grundlegenden Fertigkeiten beginnen und ihre Kompetenzen schrittweise ausbauen. Diese Sequenzierung, auch als aufgabenbasierter Ansatz bekannt, fördert die Entwicklung von kognitiven Schemata, die es den Lernenden ermöglichen, ihre Fähigkeiten auf eine Vielzahl von realen Situationen zu übertragen. Durch die schrittweise Steigerung der Komplexität der Aufgaben können die Lernenden die kognitive Flexibilität entwickeln, welche erforderlich ist, um den unvorhersehbaren Herausforderungen der realen Arbeitswelt zu begegnen.

Element 2: Unterstützende Informationen
Unterstützende Informationen bieten das theoretische Wissen und die Strategien, die nötig sind, damit die Lernenden die Aufgaben verstehen und ausführen können. In der beruflichen Bildung umfasst dies häufig Hintergrundwissen über die Prinzipien und Techniken, die mit der Aufgabe verbunden sind. Beispielsweise könnte ein Mechaniker, der lernt, wie man einen Motor wartet, unterstützende Informationen über die verschiedenen Teile eines Motors, deren Zusammenspiel und die Gründe für bestimmte Wartungsverfahren erhalten.

Diese Informationen können durch Handbücher, Demonstrationen, Videos oder angeleitete Diskussionen vermittelt werden. Sie helfen den Lernenden, ein mentales Modell der Aufgabe zu entwickeln und Strategien zur Lösung komplexer Probleme zu erlernen. Diese Informationen werden bereitgestellt, wenn die Lernenden mit neuen Aufgaben konfrontiert werden, und schrittweise reduziert, sobald sie an

Kompetenz gewinnen, was dem Prinzip der unterstützten Eigentätigkeit (Scaffolding) im Instructional Design entspricht.

Element 3: Prozedurale Informationen
Prozedurale Informationen beziehen sich auf Schritt-für-Schritt-Anweisungen, die notwendig sind, um routinemäßige Aspekte einer Aufgabe auszuführen. Diese beinhalten oft wiederkehrende Fertigkeiten, die im Laufe der Zeit automatisiert werden müssen. In der beruflichen Ausbildung sind prozedurale Kenntnisse entscheidend, da viele Aufgaben wiederholte Abläufe beinhalten, die präzise und schnell ausgeführt werden müssen. Zum Beispiel benötigt eine Kochschülerin klare prozedurale Anweisungen für die Zubereitung der Zutaten und das Kochen eines Gerichts.

Diese Informationen werden in der Regel just in time bereitgestellt, also genau dann, wenn die Lernenden die Aufgabe ausführen und sofortige Anleitung benötigen. Das Ziel ist, den Lernenden zu helfen, Vorgehensweisen zu verinnerlichen, sodass diese routinemäßigen Aufgaben ohne bewusste Anstrengung ausgeführt werden können. So können die kognitiven Ressourcen auf die komplexeren, problemlösenden Aspekte der Aufgabe gerichtet werden.

Element 4: Teilaufgabenübungen
Teilaufgabenübungen konzentrieren sich schließlich auf das wiederholte Üben spezifischer Teilfertigkeiten, die für die Beherrschung der gesamten Aufgabe entscheidend sind. Während 4C/ID die Bedeutung des ganzheitlichen Lernens betont, erfordern bestimmte routinemäßige oder grundlegende Fertigkeiten ein isoliertes Training, um flüssig ausgeführt werden zu können. In der beruflichen Bildung könnte dies Aufgaben wie das Schweißen einer geraden Naht für einen Schweißer oder das präzise Messen für einen Tischler umfassen. Dies sind Teilfertigkeiten, die, sobald sie gemeistert sind, eine reibungslose Ausführung komplexerer Aufgaben ermöglichen.

Teilaufgabenübungen sind besonders nützlich für Fertigkeiten, die in stressigen oder zeitkritischen Situationen schnell und genau ausgeführt werden müssen. Durch das isolierte Üben dieser Fertigkeiten können die Lernenden jene Automatisierung erreichen, die notwendig ist, um diese Fertigkeiten effektiv in den Kontext einer größeren Aufgabe einzubetten.

Abschließend betrachtet ist das 4C/ID-Modell gut für die berufliche Bildung geeignet, da die Lernenden komplexe reale Fertigkeiten entwickeln müssen, die die Integration von Wissen, Vorgehensweisen und Einstellungen erfordern. Durch die Strukturierung des Lernens um bedeutungsvolle Aufgaben, die Bereitstellung gezielter unterstützender und prozeduraler Informationen sowie die Einbindung von Teilaufgabenübungen, wo nötig, schaffen Lehrkräfte eine Lernumgebung, die sowohl die Kompetenz als auch das Selbstvertrauen fördert (van Merriënboer, 2019). Dieser Ansatz bereitet die Lernenden nicht nur auf die Ausführung spezifischer Aufgaben vor, sondern stattet sie auch mit den Problemlösungsfähigkeiten aus, die erforderlich sind, um sich an neue und sich verändernde Herausforderungen in ihrem Beruf anzupassen (Frerejean et al., 2019).

1.4.3 Cognitive Apprenticeship Model

Im Bereich der Berufsausbildung und Erwachsenenbildung hat sich das Cognitive Apprenticeship Model als ein wirkungsvolles Modell etabliert, das für die Vermittlung von Wissen und Fähigkeiten in der Praxis von entscheidender Bedeutung ist (Gerstenmaier & Mandl, 2018). Das in den 1980er-Jahren entwickelte Modell (Collins et al., 1989; Collins, 1991) überträgt die traditionellen Merkmale des Handwerks und der Meisterlehre auf kognitive und intellektuelle Fähigkeiten. Im Mittelpunkt stehen dabei die Anleitung und Unterstützung der Lernenden durch erfahrene Expert*innen oder Mentor*innen, die den Lernprozess begleiten und die Lernenden Schritt für Schritt in die Fähigkeit einführen, komplexe Problemlösungsstrategien und Wissen anzuwenden. Vor allem die Arbeiten von Collins et al. (1991) haben weit über den anglofonen Wissens- und Arbeitsbereich hinaus dieses Modell und die damit verbundene Forschung geprägt.

Das Cognitive Apprenticeship Model schlägt eine methodische Brücke zwischen den traditionellen Konzepten der handwerklichen Ausbildung und den Herausforderungen des modernen Lernens (Gerstenmaier & Mandl, 2018). In der traditionellen Lehre (Apprenticeship) lernt der Novize, indem er von einem Meister beobachtet wird, während er ihm zur Hand geht und dabei schrittweise eigene Aufgaben übernimmt. Dieser Prozess des Learning by Doing wird im Cognitive Apprenticeship Model auf kognitive Aufgaben übertragen, bei denen die Lehrkraft nicht nur Fachwissen vermittelt, sondern auch den Denkprozess und die Problemlösungsstrategien explizit macht.

Ziel des Modells ist es, dass Lernende durch authentische, in der Praxis verankerte Lernumgebungen in die Lage versetzt werden, komplexe kognitive Prozesse zu verstehen und zu meistern. Nach Collins et al. (1991) umfasst das Modell mehrere Schlüsselkomponenten, die den Lernprozess systematisch unterstützen.

Die Praxisanleitung, insbesondere in Bereichen wie der Pflege (Lüftl et al., 2024), dem Handwerk (Gräsel, 2006) oder technischen Berufen (Nepper, 2019), stellt besondere Herausforderungen. Es geht nicht nur um das reine Vermitteln von Fachwissen, sondern auch um die Entwicklung von problemlösenden und kritischen Denkfähigkeiten. Das Cognitive Apprenticeship Model bietet hierfür einen wertvollen theoretischen Rahmen, da es nicht nur auf die Vermittlung expliziten Wissens abzielt, sondern auch darauf, implizites Wissen, das oft schwer zu formalisieren ist, weiterzugeben. In den folgenden Zusammenfassungen wird der Ansatz anhand der grundlegenden Arbeiten von Collins et al. (1991) und Collins (1991) bearbeitet, zudem werden einzelne Aspekte von Dennen und Burner (2008) sowie Gerstenmaier und Mandl (2018) herangezogen.

Es gibt mittlerweile eine Reihe von unterschiedlichen Cognitive Apprenticeship Model. Im Wesentlichen lassen sich zwei Hauptrichtungen herausarbeiten. Zum einen sind das Ansätze mit den vier Phasen:

- Vormachen (Modelling)
- Unterstützte Eigentätigkeit (Scaffolding)
- Nachlassen der Unterstützung durch den Lehrenden bei steigender Kompetenz der Lernenden (Fading)
- Betreutes Beobachten oder Coaching (Coaching)

Zum anderen sind es Ansätze mit sechs Phasen, hier bezogen auf den Einsatz in der Praxisanleitung:

- Vormachen (Modelling)
  Die Mentor*innen oder Praxisanleitenden führen eine Aufgabe oder ein Problem vor und machen dabei ihre eigenen Denkprozesse für die Lernenden sichtbar.
- Unterstützte Eigentätigkeit (Scaffolding)
  Die Lernenden erhalten bei der Bearbeitung von Aufgaben eine schrittweise reduzierte Unterstützung, bis sie die Fähigkeit haben, das Problem eigenständig zu lösen.
- Betreutes Beobachten oder Coaching (Coaching)
  Die Mentor*innen unterstützen die Lernenden aktiv während der Durchführung der Aufgabe, geben Feedback und Hinweise, wie die Aufgabe besser gelöst werden kann.
- Artikulation (Articulation)
  Die Lernenden werden ermutigt, ihre Gedanken und Lösungsansätze laut auszusprechen, um ihre eigenen Denkprozesse zu reflektieren.
- Reflexion (Reflection)
  Die Lernenden werden angeregt, über ihre eigenen Ansätze nachzudenken und sie mit den Strategien von Expert*innen oder Mitlernenden zu vergleichen.
- Exploration (Exploration)
  Die Lernenden werden schließlich ermutigt, selbstständig neue Wege zu erkunden und ihr Wissen auf neue Probleme anzuwenden.

Abb. 1.10 zeigt die wesentlichen Elemente des Ansatzes mit den gängigen sechs Phasen. Die Lehrmethoden sind ein integraler Bestandteil des kognitiven Meister-

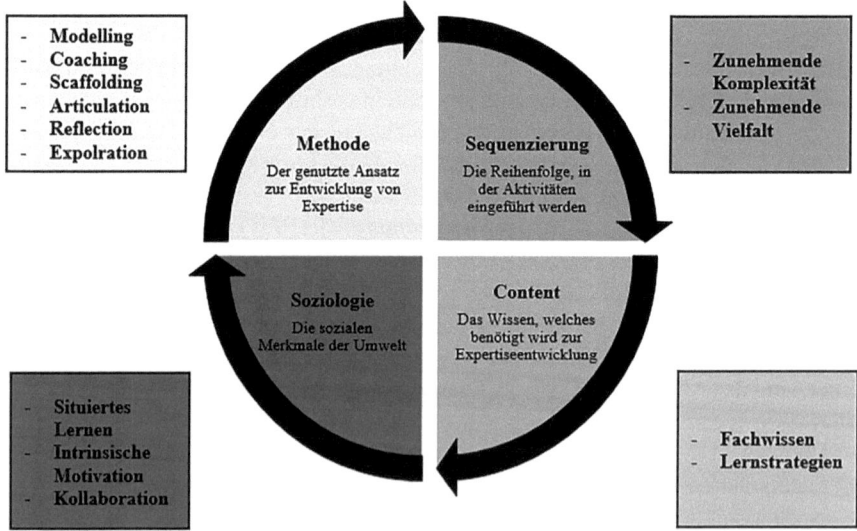

Abb. 1.10 Gestaltung eines Lern- und Entwicklungsprogramms *nach* Perkins & Hahn (2020)

Lehrling-Modells und werden eingesetzt, um die kritischen Denkfähigkeiten zu entwickeln, die für die erfolgreiche Bewältigung von domänenspezifischen komplexen Aufgaben erforderlich sind (Collins et al., 1989).

Hierbei wird deutlich, dass auch dieser Ansatz in eine komplexe Lernumgebung eingebettet ist und sich stark an den tatsächlich am Arbeitsplatz geforderten Inhalten orientiert. Ebenso zeigen sich die unterschiedlichen Komponenten, die neben den gängigen Phasen (hier den Methoden) den Ansatz gleichfalls mitprägen, so der eigentliche zu lernende Inhalt, die Aufteilung der jeweiligen Arbeitshandlungen oder die auf soziale Interaktionen bezogene Lern- bzw. Arbeitsumgebung.

Deutlich wird somit, dass eine praxisnahe Ausbildung nicht nur die Vermittlung von fachlichem Wissen, sondern auch die Förderung von Problemlösekompetenzen und kritischem Denken erfordert. Das Cognitive Apprenticeship Model ist in diesem Kontext deshalb so effektiv, da es u. a. kognitive Prozesse sichtbar macht und unterstützt, die oft im Verborgenen bleiben. Diese kognitiven Prozesse umfassen vorrangig:

- Metakognition
  Dies bezeichnet die Fähigkeit, über das eigene Denken nachzudenken. Im Kontext der Praxisanleitung bedeutet das, dass die Lernenden nicht nur die praktischen Handlungen erlernen, sondern auch ein Bewusstsein für ihre eigene Entscheidungsfindung und Problemlösung entwickeln.
- Problemlösefähigkeiten
  Praxisanleitende müssen die Lernenden dazu befähigen, in komplexen, oft unsicheren Situationen eigenständig Lösungen zu entwickeln. Dies erfordert die Vermittlung von Strategien, wie Probleme analysiert, Hypothesen gebildet und alternative Lösungen getestet werden können.
- Transfer von Wissen
  Ein zentrales Ziel der Ausbildung ist es, dass die Lernenden in der Lage sind, das erworbene Wissen in unterschiedlichen Kontexten anzuwenden. Das Cognitive Apprenticeship Model fördert diesen Transfer, indem es Lernende dazu anregt, selbstständig neue Situationen zu erkunden und bekannte Strategien auf neue Probleme anzuwenden.

Dem*der Praxisanleitenden kommt dabei auch unter Verwendung des Cognitive Apprenticeship Model eine entscheidende Rolle als Expert*in zu, um die Lernenden aktiv durch den Lernprozess zu begleiten. Die Aufgaben von Praxisanleitenden umfassen dabei nicht nur die Vermittlung von Fachwissen, sondern auch die Unterstützung der Lernenden in der Entwicklung ihrer kognitiven Fähigkeiten. Der*die Praxisanleitende agiert hierbei als Modell, Coach und Unterstützende, der*die Lernende schrittweise zur eigenständigen Problemlösung führt. Durch die Modellierung der Denkprozesse von Praxisanleitenden werden den Lernenden nicht nur die richtigen Handlungen gezeigt, sondern auch die kognitiven Prozesse, die zur Entscheidungsfindung führen. Beispielsweise können Pflegeanleitende während einer komplexen medizinischen Entscheidung ihre Überlegungen zur Diagnose und zur Auswahl der richtigen Behandlungsschritte erläutern. Lernende erhalten so

Einblicke in die Art und Weise, wie Expert*innen Entscheidungen treffen, und können diese Strategien auf eigene Fälle anwenden (Mersch, 2024).

1.5 Zusammenfassung

Dieses Kapitel analysiert die Rolle der Praxisanleitung als zentralen Bestandteil der praktischen Pflegeausbildung und beleuchtet die theoretischen Grundlagen, die verschiedenen Lernformen sowie die komplexen Anforderungen des Lernens am Arbeitsplatz.

Lernen wird als facettenreicher Prozess dargestellt, der sich in formale, non-formale und informelle Kontexte gliedert. Formales Lernen ist strukturiert, zielt auf zertifizierte Abschlüsse ab und findet in institutionellen Umgebungen statt. Nonformales Lernen umfasst organisierte, aber nicht zertifizierte Bildungsaktivitäten, während informelles Lernen oft beiläufig und unbewusst geschieht, etwa durch Beobachtungen oder Versuch und Irrtum. Diese Differenzierung unterstreicht, dass Lernen sowohl individuell als auch in sozialen Kontexten stattfindet und durch die Umgebung geprägt wird.

Der Arbeitsplatz wird als zentraler Ort des Lernens beschrieben, an dem individuelle Fähigkeiten durch praktische Erfahrungen und kontextbezogene Anforderungen entwickelt werden. Modelle wie das Cognitive Apprenticeship Model und das 4C/ID-Design-Modell bieten strukturelle Ansätze, um Lernprozesse zu fördern. Während das 4C/ID-Modell Lernaufgaben systematisch sequenziert und den Transfer von Wissen betont, macht das Cognitive Apprenticeship Model kognitive Prozesse sichtbar und fördert eigenständige Problemlösungen.

Die Praxisanleitung wird als verbindendes Element zwischen theoretischem Wissen und praktischer Anwendung hervorgehoben. Praxisanleitende fungieren als Mentor*innen, die Auszubildende durch gezielte Anleitung, Reflexion und den Theorie-Praxis-Transfer bei der Entwicklung beruflicher Handlungskompetenz unterstützen. Die Reform des Pflegeberufegesetzes hat diese Rolle gestärkt, indem sie die Anforderungen an qualifizierte Praxisanleitende klar definiert.

Die steigende Komplexität von Arbeitsumgebungen erfordert innovative Ansätze zur Gestaltung von Lernprozessen. Technologien und interdisziplinäre Zusammenarbeit erweitern die Lernräume, schaffen jedoch auch Herausforderungen wie Informationsüberlastung und kognitive Belastungen. Modelle wie das 4C/ID und Cognitive Apprenticeship betonen die Bedeutung authentischer, praxisorientierter Lernaufgaben und gezielter Unterstützung.

Literatur

Annen, S. (2012). Anerkennung informellen Lernens im europäischen Vergleich. In J. Blings & K. Ruth (Hrsg.), *Transparenz und Durchlässigkeit durch den EQR? Perspektiven zur Implementierung* (S. 121–137). Wbv.

Argyris, C., & Schön, D. A. (1996). *Organizational learning II: Theory, method and practice.* FT Press.

BIBB. (2024). *Broschüre Pflegeausbildung aktuell: Modern, vielfältig und zukunftsfähig* (2. Aufl.). Bundesinstitut für Berufsbildung (BIBB).

Billett, S. (1995). Workplace learning: Its potential and limitations. *Education + Training, 37*(5), 20–27. https://doi.org/10.1108/00400919510089103

Billett, S. (2014). Mimesis: Learning through everyday activities and interactions at work. *Human Resource Development Review, 13*(4), 462–482. https://doi.org/10.1177/1534484314548275

Billett, S. (2022). Learning in and through work: Positioning the individual. In C. Harteis, D. Gijbels, & E. Kyndt (Hrsg.), *Research approaches on workplace learning* (S. 157–175). Springer. https://doi.org/10.1007/978-3-030-89582-2_7

Bouw, E., Zitter, I., & de Bruijn, E. (2019). Characteristics of learning environments at the boundary between school and work – A literature review. *Educational Research Review, 27*, 1–15. https://doi.org/10.1016/j.edurev.2018.12.002

Brodsky, A., Rausch, A., & Seifried, J. (2024). Informal learning in business internships in higher education – findings from a diary study. *Vocations and Learning, 17*(3), 433–458. https://doi.org/10.1007/s12186-024-09349-y

Büker, C. (2018). Pflegeberuf heute. In C. Büker, J. Lademann, & K. Müller (Hrsg.), *Moderne Pflege heute. Beruf und Profession zeitgemäß verstehen und leben* (S. 15–43). Kohlhammer.

Collins, A. (1991). Cognitive apprenticeship and instructional technology. In L. Idol & B. F. Jones (Hrsg.), *Educational values and cognitive instruction: Implications for reform* (S. 121–138). Hillsdale.

Collins, A., Brown, J. S., & Newman, S. E. (1989). Cognitive apprenticeship: Teaching the crafts of reading, writing and mathematics. In L. B. Resnick (Hrsg.), *Knowing, learning and instruction. Essays in honour of Robert Glaser* (S. 453–494).

Collins, A., Brown, J. S., & Holum, A. (1991). Cognitive apprenticeship: Making thinking visible. *American Educator, 15*(3), 6–11.

Crans, S., Aksentieva, P., Beausaert, S., & Segers, M. (2022). Learning leadership and feedback seeking behavior: Leadership that spurs feedback seeking. *Frontiers in Psychology, 13*, 890861. https://doi.org/10.3389/fpsyg.2022.890861

Decius, J. (2024). Das Potenzial des informellen Lernens am Arbeitsplatz. *Psychologische Rundschau*. https://doi.org/10.1026/0033-3042/a000686

Decius, J., Knappstein, M., Schaper, N., & Seifert, A. (2023). Investigating the multidimensionality of informal learning: Validation of a short measure for white-collar workers. *Human Resource Development Quarterly, 34*(1), 45–74. https://doi.org/10.1002/hrdq.21461

Decius, J., Knappstein, M., & Klug, K. (2024). Which way of learning benefits your career? The role of different forms of work-related learning for different types of perceived employability. *European Journal of Work and Organizational Psychology, 33*(1), 24–39. https://doi.org/10.1080/1359432X.2023.2191846

Dehnbostel, P. (2021). Lernorte der beruflichen Bildung. In L. Bellmann, K. Büchter, I. Frank, E. M. Krekel, & G. Walden (Hrsg.), *Schlüsselthemen der beruflichen Bildung in Deutschland: Ein historischer Überblick zu wichtigen Debatten und zentralen Forschungsfeldern* (S. 127–140). Barbara Budrich.

Dehnbostel, P. (2022). *Betriebliche Bildungsarbeit. Kompetenzbasierte Berufs- und Weiterbildung in digitalen Zeite* (3., erw. u. vollst. neubearb. Aufl.). Schneider.

Dehnbostel, P. (2024). Neugestaltung der betrieblichen Weiterbildung in der digitalen Transformation. *Magazin erwachsenenbildung.at, 51*, 63–73.

Dennen, V. P., & Burner, K. J. (2008). The cognitive apprenticeship model in educational practice. In M. Spector, M. D. Merrill, J. van Merrienboer, & M. P. Driscoll (Hrsg.), *Handbook of research on educational communications and technology* (3. Aufl., S. 425–439). Routledge.

Deutscher, V., & Braunstein, A. (2023). Measuring the quality of workplace learning environments – A qualitative meta synthesis of employee questionnaires. *The Journal of Workplace Learning, 35*, 134–161. https://doi.org/10.1108/JWL-06-2022-0074

Diettrich, A., Faßhauer, U., & Kohl, M. (2021). Betriebliches Lernen gestalten – Konsequenzen von Digitalisierung und neuen Arbeitsformen für das betriebliche Bildungspersonal. In M. Kohl, A. Diettrich, & U. Faßhauer (Hrsg.), *„Neue Normalität" betrieblichen Lernens gestalten. Konsequenzen von Digitalisierung und neuen Arbeitsformen für das Bildungspersonal* (S. 17–33). Barbara Budrich.

Dohmen, G. (2001). *Das informelle Lernen: Die internationale Erschließung einer bisher vernachlässigten Grundform menschlichen Lernens für das lebenslange Lernen aller*. Bundesministerium für Bildung und Forschung.

Doornbos, A., Simons, R.-J., & Denesse, E. (2008). Relations between characteristics of workplace practices and types of informal work-related learning: A survey study among Dutch police. *Human Resource Development Quarterly, 19*(2), 129–151. https://doi.org/10.1002/hrdq.1231

Eraut, M. (2000). Non-formal learning and tacit knowledge in professional work. *British Journal of Educational Psychology, 70*(1), 113–136. https://doi.org/10.1348/000709900158001

Eraut, M. (2004). Informal learning at the workplace. *Studies in Continuing Education, 26*(2), 247–273. https://doi.org/10.1080/158037042000225245

Eraut, M. (2014). Developing knowledge for qualified professionals. In O. McNamara, J. Murray, & M. Jones (Hrsg.), *Workplace learning in teacher education* (S. 47–72). Springer. https://doi.org/10.1007/978-94-007-7826-9_3

Eraut, M., & Hirsh, W. (2007). *The significance of workplace learning for individuals, groups and organisations*. Commissioned by SKOPE, ESRC Centre on Skills, Knowledge and Organisational Performance.

Felstead, A., Fuller, A., Unwin, L., Ashton, D., Butler, P., & Lee, T. (2005). Surveying the scene: Learning metaphors, survey design and the workplace context. *Journal of Education and Work, 18*(4), 359–383. https://doi.org/10.1080/13639080500327857

Frerejean, J., van Merriënboer, J. J., Kirschner, P. A., Roex, A., Aertgeerts, B., & Marcellis, M. (2019). Designing instruction for complex learning: 4C/ID in higher education. *European Journal of Education, 54*(4), 513–524. https://onlinelibrary.wiley.com/doi/epdf/10.1111/ejed.12363

Genz, K., & von Gahlen-Hoops, W. (2024). *Bildungsarchitektur der Pflege in Deutschland (BAPID)*. transcript.

Gerstenmaier, J., & Mandl, H. (2018). Konstruktivistische Ansätze in der Erwachsenenbildung und Weiterbildung. In R. Tippelt & A. von Hippel (Hrsg.), *Handbuch Erwachsenenbildung/Weiterbildung*. Springer VS. https://doi.org/10.1007/978-3-531-19979-5_11

Goller, M., Steffen, B., & Lau, D. (2022). Kompetenzerwerb auf der Schulstation: eine Mixed-Methods-Replikationsstudie. In U. Weyland & K. Reiber (Hrsg.), *Professionalisierung der Gesundheitsberufe* (S. 21–47). Franz Steiner Verlag. https://doi.org/10.25162/9783515132886

Gräsel, C. (2006). Lernstrategien in Lernumgebungen. In H. Mandl & F. Helmut Felix (Hrsg.), *Handbuch Lernstrategien* (S. 325–336). Hogrefe.

Harteis, C. (2022). Research on workplace learning in times of digitalisation. In C. Harteis, D. Gijbels, & E. Kyndt (Hrsg.), *Research approaches on workplace learning* (S. 415–428). Springer. https://doi.org/10.1007/978-3-030-89582-2_19

Illeris, K. (2011). Workplaces and learning. In M. Malloch, L. Cairns, K. Evans, & B. N. O'Connor (Hrsg.), *The Sage handbook of workplace learning* (S. 32–45). Sage.

Jezewski, R. (2023). Zwischen Kompetenzerwerb und Befähigung Wie sind wir vorbereitet, unser Wissen weiterzugeben? *pflegen. Demenz, 67*, 18–20.

Jürgensen, A., & Dauer, B. (2021). *Handreichung für die Pflegeausbildung am Lernort Praxis*. Barbara Budrich.

Kankaraš, M. (2021). *Workplace learning: determinants and consequences: insights from the 2019 European company survey*. Publications Office of the European Union. Cedefop working paper, No 7. http://data.europa.eu/doi/10.2801/111971

Kriesten, U. (2024). *Erfolgreich lernen in der praktischen Pflegeausbildung: Mit den richtigen Lernmethoden zum notwendigen Wissen und praktischen Können. Mit Übungen & Reflexions-Checks für effektive Lernerfolge*. Schlütersche.

Lecat, A., Spaltman, Y., Beausaert, S., Raemdonck, I., & Kyndt, E. (2020). Two decennia of research on teachers' informal learning: A literature review on definitions and measures. *Educational Research Review, 30*, 1–15. https://doi.org/10.1016/j.edurev.2020.100324

Lenhart, V. (1993). Bildung für alle. Zur Bildungskrise in der Dritten Welt (Bd. 77). Darmstadt: Wissenschaftliche Buchgesellschaft.

Leppert, S. (2021). Prozessmodelle als Grundlage für die Planung von Lernsituationen in komplexen Lehr-Lernarrangements. In K. Wilbers & L. Windelband (Hrsg.), *Lernfabriken an beruflichen Schulen – Gewerblich-technische und kaufmännische Perspektiven* (S. 49–82). epubli.

Leu, H. R. (2014). *Non-formales und informelles Lernen – unverzichtbare Elemente frühpädagogischer Professionalisierung. Eine Analyse vor dem Hintergrund des Deutschen Qualifikationsrahmens.* In *Eine Expertise der Weiterbildungsinitiative Frühpädagogische Fachkräfte (WiFF)*. Henrich Druck + Medien GmbH.

Lokhtina, I. A., & Faller, P. (2024). Rethinking informal workplace learning in times of complexity. *Journal of Workplace Learning, 36*(6), 428–442. https://doi.org/10.1108/JWL-11-2023-0181

Lüftl, K., Kardas, L., Wissing, C., & Kerres, A. (2024). Anleitungsmethodik für die praktische Pflegeausbildung. In R. Brühe & W. von Gahlen-Hoops (Hrsg.), *Handbuch Pflegedidaktik I: Pflegedidaktisch handeln* (S. 39–59). utb.

Mamerow, R., & Mamerow, R. (2006). *Praxisanleitung in der Pflege*. Springer.

Marsick, V.J., & Watkins, K. (2015). Informal and Incidental Learning in the Workplace (Routledge Revivals) (1st ed.). Routledge. https://doi.org/10.4324/9781315715926

Marsick, V. J., & Watkins, K. (1990). *Informal and incidental learning in the workplace*. Routledge.

van Merrienboer, J. J. G. (1997). Training complex cognitive skills: A four-component instructional design model for technical training. Educational Technology Publications.

van Merriënboer, J. J. G. (2019). Das Vier-Komponenten Instructional Design (4C/ID) Modell. In H. Niegemann & A. Weinberger (Hrsg.), *Lernen mit Bildungstechnologien* (S. 1–18). Springer Reference Psychologie. https://doi.org/10.1007/978-3-662-54373-3_8-1

van Merriënboer, J. J. G. (2021). *The Four-Component Instructional Design Model – An Overview of its Main Design Principles*. Maastricht University.

van Merriënboer, J. J. G., & Kirschner, P. A. (2018). *Ten steps to complex learning: A systematic approach to four-component instructional design* (3. Aufl.). Routledge.

Mersch, F. F. (2024). Makromethoden für berufliches Lernen und Arbeiten. In G. Spöttl & M. Tärre (Hrsg.), *Didaktiken der beruflichen und akademischen Aus- und Weiterbildung* (S. 539–548). Springer Gabler. https://doi.org/10.1007/978-3-658-44727-4_42

Mühlich, D. (2023). *Kompetenzentwicklung von Auszubildenden in der generalistischen Pflegeausbildung*. Bachelorarbeit MSH Medical School Hamburg. https://opus.bsz-bw.de/msh/frontdoor/index/index/docId/424. Zugegriffen am 12.01.2025.

Mulder, R. H., Harteis, C., & Gruber, H. (2009). Lernen von Lehrenden im Arbeitsprozess. In O. Zlatkin-Troitschanskaia, K. Beck, D. Sembill, R. Nickolaus, & R. H. Mulder (Hrsg.), *Lehrprofessionalität. Bedingungen, Genese, Wirkungen und ihre Messung* (S. 567–576). Beltz.

Müller, K., & Schallenkammer, N. (2024). Von der Wissensvermittlung zur Lernbegleitung, *Pflegezeitschrift, 77*, 52–55. https://doi.org/10.1007/s41906-024-2702-0

Müller, N. (2023). *Segmentierung non-formalen beruflichen Lernens – Vorschlag für eine Reform des Weiterbildungsmonitorings. Diskussionspapier*. Bundesinstitut für Berufsbildung (BIBB). Barbara Budrich.

Münchhausen, G., Reichart, E., Müller, N., Gerhards, P., & Echarti, N. (2023). *Integrierte Weiterbildungsberichterstattung – Aufbau einer systematischen Berichterstattung zur beruflichen Weiterbildung (iWBBe). Projektbericht*. Wissenschaftliches Diskussionspapier Nr. 246. Bundesinstitut für Berufsbildung (BIBB). Barbara Budrich.

Neaman, A., & Marsick, V. J. (2018). Integrating learning into work: Design the context, not just the technology. In D. Mentor (Hrsg.), *Computer-mediated learning for workforce development* (pp. 1–21). IGI Global. https://doi.org/10.4018/978-1-5225-4111-0.ch001

Nepper, H. H. (2019). *Die situierte Fehlersuche an elektronischen Schaltungen im Anschluss an den Cognitive Apprenticeship Ansatz* (Bd. 5). Logos Verlag Berlin GmbH.

Papacek-Zimmermann, C. (2024). Ausbildungsqualifikationen, Kompetenzen und Kompetenzerwerb von Pflegefachpersonen bei der pflegerischen Versorgung von Patienten an ECMO. In B. Heinze & D. Camboni (Hrsg.), *ECMO – Leitfaden für Pflegende* (S. 83–192). Springer. https://doi.org/10.1007/978-3-662-66690-6_21

Perkins, P., & Hahn, A. (2020). Considerations and suggestions for design of a learning and development program for sport coaches. *Open Journal of Social Sciences, 8*, 457–509. https://doi.org/10.4236/jss.2020.812036

Pildner, M., Nasner, G., van Walbeek, K., Koch, V., Ruhmann, A., & Wagner, M. (2024). Beurteilungsmöglichkeiten für die Praxisanleitung. In A. Kerres, K. Lüftl, & C. Wissing (Hrsg.), *Beurteilen in der Pflegeausbildung* (S. 143–174). Springer. https://doi.org/10.1007/978-3-662-68929-5_6

Pylväs, L., Li, J., & Nokelainen, P. (2022). Professional growth and workplace learning. In C. Harteis, D. Gijbels, & E. Kyndt (Hrsg.), *Research approaches on workplace learning* (S. 137–156). Springer. https://doi.org/10.1007/978-3-030-89582-2_6

Rodriguez-Gomez, D., Ion, G., Mercader, C., & López-Crespo, S. (2020). Factors promoting informal and formal learning strategies among school leaders. *Studies in Continuing Education, 42*(2), 240–255. https://doi.org/10.1080/0158037X.2019.1600492

Rohs, M. (2007). *Zur Theorie formellen und informellen Lernens in der IT-Weiterbildung*. Disseration, Helmut-Schmidt-Universität.

Rohs, M. (2020). Informelles Lernen und berufliche Bildung. In R. Arnold, A. Lipsmeier, & M. Rohs (Hrsg.), *Handbuch Berufliche Bildung* (S. 441–454) https://doi.org/10.1007/978-3-658-19312-6_35

Roll, M., & Ifenthaler, D. (2020). Lernortübergreifende Kompetenzentwicklung in der Industrie 4.0: Die Entwicklung digitaler Handlungskompetenz in der dualen Berufsausbildung aus der Ausbilderperspektive. In C. Aprea, V. Sappa, & R. Tenberg (Hrsg.), *Zeitschrift für Berufs- und Wirtschaftspädagogik – Beihefte, Beiheft 29* (S. 185–209). Franz Steiner Verlag.

Roos, L., Trasberg, K., Kõiv, K., & Säre, E. (2021). Characteristics of powerful learning environments in VET transition program for at-risk students: qualitative insights from teachers and support specialists implementing the program. *Empirical Research in Vocational Education and Training, 13*(19), 1–21. https://doi.org/10.1186/s40461-021-00123-1

Rosemann, T. (2022). *Informelle und non-formale Lernaktivitäten im Arbeitsalltag*. Wbv.

Schaper, N., Decius, J., & Kauffeld, S. (2023). Formen und Bedingungen des arbeitsbezogenen Lernens in einer sich dynamisch wandelnden Arbeitswelt. *Gruppe. Interaktion. Organisation. Zeitschrift für Angewandte Organisationspsychologie (GIO), 54*(3), 281–287. https://doi.org/10.1007/s11612-023-00711-7

Schmid, E., Nordlie, G. S., & Jørstad, B. (2024). Workplace learning environment and participation in work communities: A qualitative comparison of Stayers' and Leavers' perceptions and experiences. *Vocations and Learning, 17*, 487–507. https://doi.org/10.1007/s12186-024-09351-4

Segers, M., Endedijk, M., & Gijbels, D. (2021). From classic perspectives on learning to current views on learning. In F. Dochy, D. Gijbels, M. Segers, & P. D. Bossche (Hrsg.), *Theories of workplace learning in changing times* (2. Aufl., S. 3–14). Routledge. https://doi.org/10.4324/9781003187790-2

Seufert, S. (2021). Implikationen der Digitalisierung –neue Anforderungen an das betriebliche Bildungspersonal? In M. Kohl, A. Diettrich, & U. Faßhauer (Hrsg.), *„Neue Normalität" betrieblichen Lernens gestalten. Konsequenzen von Digitalisierung und neuen Arbeitsformen für das Bildungspersonal* (S. 165–178). Barbara Budrich.

Simons, P. R., & Ruijters, M. C. (2004). Learning professionals: Towards an integrated model. In H. P. A. Boshuizen, R. Bromme, & H. Gruber (Hrsg.), *Professional learning: Gaps and transitions on the way from novice to expert* (S. 207–229). Kluwer.

Straka, G. A. (2004). *Informal learning: Genealogy, concepts, antagonisms and questions* (ITB-Forschungsberichte; 15). University of Bremen.

Streumer, J. N., & Kho, M. (2006). The world of work-related learning. In J. Steumer (Hrsg.), *Work-related learning* (S. 3–49). Springer. https://doi.org/10.1007/1-4020-3939-5_1

Tynjälä, P. (2013). Toward a 3-P model of workplace learning: A literature review. *Vocations and Learning, 6*(1), 11–36. https://doi.org/10.1007/s12186-012-9091-z

Tynjälä, P. (2022). Workplace learning from the organizational point of view. In C. Harteis, D. Gijbels, & E. Kyndt (Hrsg.), *Research approaches on workplace learning. Insights from a growing field* (S. 429–450). Springer. https://doi.org/10.1007/978-3-030-89582-2_20

Vogelsang, B., Röhrer, N., Pilz, M., & Fuchs, M. (2022). Actors and factors in the international transfer of dual training approaches: The coordination of vocational education and training in Mexico from a German perspective. *International Journal of Training and Development, 26*(4), 646–663. https://doi.org/10.1111/ijtd.12279

Kompetenzen für die praktische Pflegeausbildung

Veronika Anselmann und Ulrike Schleich

Inhaltsverzeichnis

2.1 Kompetenzmodelle.. 36
2.2 Berufliche Handlungskompetenz als Basiskompetenz der Praxisanleitenden.................. 40
2.3 Pädagogische Kompetenzen und Fähigkeiten für Praxisanleitende................................ 41
2.4 Ein Kompetenzmodell für Praxisanleitende in der Pflege... 42
2.5 Bedeutung der Praxisanleitung für die Pflegeausbildung.. 45
Literatur... 53

Dass Praxisanleitende eine bedeutende Aufgabe in der Ausbildung von Pflegekräften übernehmen, ist im Pflegeberufegesetz bundeseinheitlich verankert. Hier wird beschrieben, dass Praxisanleitende die Auszubildenden sukzessive an die beruflichen Aufgaben heranführen sollen und für den Nachweis des Lernerfolgs sowie für die Kooperation mit der beruflichen Schule verantwortlich sind (PflAPrV). Um diesen anspruchsvollen Aufgaben gerecht werden zu können, braucht es eine Reihe von Kompetenzen (s. Video 2.1, Abb. 2.1). Relativ allgemein

---

Die elektronische Version dieses Kapitels enthält Zusatzmaterial, auf das über folgenden Link zugegriffen werden kann: https://doi.org/10.1007/9978-3-662-71127-9_2.

Ergänzende Information Die elektronische Version dieses Kapitels enthält Zusatzmaterial, auf das über den folgenden Link zugegriffen werden kann: [https://doi.org/10.1007/978-3-662-71127-9_2]. Die Videos lassen sich durch Anklicken des DOI-Links in der Legende einer entsprechenden Abbildung abspielen, oder indem Sie diesen Link mit der SN More Media App scannen.

V. Anselmann (✉) · U. Schleich
PH Schwäbisch Gmünd, Schwäbisch, Deutschland
E-Mail: veronika.anselmann@ph-gmuend.de; ulrike.schleich@ph-gmuend.de

© Der/die Autor(en), exklusiv lizenziert an Springer-Verlag GmbH, DE, ein Teil von Springer Nature 2025
V. Anselmann et al. (Hrsg.), *Die Praxisanleitungsmethode*,
https://doi.org/10.1007/978-3-662-71127-9_2

Kompetenzen für die praktische Pflegeausbildung

Abb. 2.1 Kompetenzen für die praktische Pflegeausbildung (▶ https://doi.org/10.1007/000-e93)

beschreibt Kompetenz die Verbindung von Wissen und Können und wird in der Regel in Bildungsprozessen vermittelt (Schall & Howe, 2024). Auch wenn Personen im Allgemeinen dann kompetent agieren, wenn sie insbesondere die Fähigkeit haben, flexibel in verschiedenen Handlungskontexten agieren zu können, sind Wissen und eine entsprechende Einstellung die Basis für kompetentes Handeln. Der Deutsche Bildungsrat definiert Kompetenz als Fertigkeiten, Fähigkeiten, Einstellungen und Wissensbestände (Schall & Howe, 2024). Kompetenzen werden nach Weinert (2001, S. 27 f.) verstanden als „die bei Individuen verfügbaren oder durch sie erlernbaren kognitiven Fähigkeiten und Fertigkeiten, um bestimmte Probleme zu lösen, sowie die damit verbundenen motivationalen, volitionalen und sozialen Bereitschaften und Fähigkeiten, um die Problemlösungen in variablen Situationen erfolgreich und verantwortungsvoll nutzen zu können".

> **Exkurs**
> *Wie können Kompetenzen gemessen werden?*
> *Auf der Basis von Kompetenzmodellen können Kompetenzen messbar gemacht werden. Hierzu werden Messverfahren entwickelt, die unter Berücksichtigung der Gütekriterien (Objektivität, Reliabilität und Validität) eine vergleichbare Erhebung von Kompetenzen möglich machen.*

2.1 Kompetenzmodelle

In Kompetenzmodellen geht es darum, spezifische Kompetenzen für den jeweiligen Kontext oder kontextübergreifend auszuwählen und zu beschreiben. Mithilfe der Modelle kann zunächst evaluiert werden, ob und welche Kompetenzen bei Personen und/

oder Personengruppen vorliegen; anschließend können diese weiter normiert und bilanziert werden.Kompetenzmodelle lassen sich in Bezug auf unterschiedliche Charakteristika unterscheiden (Schall & Howe, 2024). Ein Charakteristikum ist die Strukturierung bzw. Gliederung. Kompetenzmodelle können horizontal gegliedert werden und verschiedene Teilbereiche von Kompetenzen formulieren. Solche Kompetenzstrukturmodelle haben den Vorteil, dass bereichsspezifisch gemessen werden kann, ob die jeweiligen Kompetenzen vorliegen, und dadurch eine gezielte Förderung möglich ist. Bekannte Modelle dieser Art (z. B. Roth, 1971) unterscheiden zwischen Sach-, Selbst- und Sozialkompetenz. Eine vertikale Struktur nutzen dagegen Kompetenzentwicklungsmodelle, die den Prozess der Entwicklung von Kompetenzen in den Fokus nehmen. Hier kann insbesondere der Verlauf der Kompetenzentwicklung in unterschiedlichen Ausbildungsgraden nachvollzogen werden. Ziel in der Kompetenzentwicklung ist es dann, eine möglichst hohe Kompetenzstufe zu erreichen. Weiter kann zwischen deskriptiven und normativen Kompetenzmodellen unterschieden werden. Deskriptive Kompetenzmodelle beschreiben, welche Kompetenzen Menschen in einem bestimmten Tätigkeitsbereich haben. Normative Kompetenzmodelle hingegen benennen notwendige Kompetenzen für bestimmte Aufgaben und Anforderungen in einem bestimmten Anwendungsbereich (Schecker & Parchmann, 2006, S. 47).

2.1.1 Kompetenzmodell von Heyse, Erpenbeck und Michel

Heyse et al. (2002, S. 11) konstatieren Kompetenz als eine „Selbstorganisationsdispositionen, also als Anlagen, Bereitschaften, Fähigkeiten, selbst organisiert und kreativ zu handeln, und mit unscharfen oder fehlenden Zielvorstellungen und mit Unbestimmtheit umzugehen, existieren auf den Ebenen von Einzelnen, Teams, Unternehmen, Organisationen und Regionen."

Dabei unterscheiden Heyse et al. (2002) auf individueller Ebene personale Kompetenz, Aktivitäts- und Handlungskompetenz, Fach- und Methodenkompetenz sowie sozial-kommunikative Kompetenz (Tab. 2.1).

Als personale Kompetenz wird die Fähigkeit verstanden, reflektierend und kritisch zu sein und eine produktive Einstellung sowie entsprechende Werthaltungen und Ideale zu entwickeln. Diese sind die Grundlage für die Aktivitäts- und Handlungskompetenz, die sich durch eine zielgerichtete Aktivität auszeichnet, welche dazu führt, die eigenen Absichten umzusetzen. Fach- und Methodenkompetenz zeigt sich in fachlichem und methodischem Wissen, das hilft, Probleme kreativ und innovativ zu bewältigen. Mit anderen zusammenzuarbeiten, zu kooperieren und zu kommunizieren, wird als sozial-kommunikative Kompetenz beschrieben.

2.1.2 Kompetenzmodell des Deutschen Qualifikationsrahmens (DQR)

Das Kompetenzmodell, welches dem DQR als Basis dient, zielt darauf ab, Abschlüsse innerhalb von Europa vergleichbar zu machen. Es definiert Handlungskompetenz als „Fähigkeit und Bereitschaft des/der Einzelnen, Kenntnisse und

Tab. 2.1 Kompetenzmodell nach Heyse et al. (2002; eigene Darstellung)

Personale Kompetenz	Aktivitäts- und Handlungskompetenz
Personale Kompetenzen beziehen sich auf die Fähigkeit einer Person, reflektiert und selbstorganisiert zu handeln. Sie umfassen die Fähigkeit zur Selbstwahrnehmung und Selbstreflexion sowie die Einschätzung eigener Stärken und Schwächen. Dazu gehören auch produktive Einstellungen, Werthaltungen und die Entwicklung von Motiven und Selbstbildern. Personale Kompetenzen beinhalten die Entfaltung persönlicher Begabungen und Motivationen sowie die Fähigkeit, Leistungsvorsätze zu formulieren und zu verfolgen. Sie umfassen zudem die kreative Entwicklung und das kontinuierliche Lernen, um sich an neue Anforderungen anzupassen und das eigene Potenzial voll auszuschöpfen.	**Aktivitäts- und Handlungskompetenz** bezeichnet die Fähigkeit, aktiv und selbstorganisiert zu handeln, um Absichten, Vorhaben und Pläne erfolgreich umzusetzen. Sie umfasst sowohl das eigenverantwortliche Handeln als auch die Zusammenarbeit im Team und innerhalb der Organisation, um gemeinsame Ziele zu erreichen. Diese Kompetenz beinhaltet die Fähigkeit, Aufgaben und Herausforderungen strukturiert anzugehen, Entscheidungen zu treffen und notwendige Ressourcen effizient zu nutzen, um die gesteckten Ziele erfolgreich zu realisieren.
Sozial-kommunikative Kompetenz	**Fach- und Methodenkompetenz**
Sozial-kommunikative Kompetenzen beziehen sich auf die Fähigkeit, in selbstorganisierten, kommunikativen und kooperativen Handlungen effektiv zu agieren. Sie beinhalten die Fähigkeit, sich kreativ mit anderen auseinanderzusetzen, konstruktiv zusammenzuarbeiten und auf eine wertschätzende Weise Gruppen- und Beziehungsprozesse zu gestalten. Diese Kompetenzen umfassen auch die Entwicklung neuer Aufgaben und Ziele im gemeinsamen Austausch und das Führen von Dialogen, die zu einer positiven und produktiven Zusammenarbeit beitragen	**Fach- und Methodenkompetenzen** umfassen die Fähigkeit, bei der Lösung sachlich-gegenständlicher Probleme sowohl geistig als auch physisch selbstorganisiert zu handeln. Sie beinhalten fundierte fachliche Kenntnisse sowie die Fähigkeit, diese kreativ und zielgerichtet anzuwenden, um Probleme zu lösen. Dazu gehört auch die Fähigkeit, Wissen sinnvoll zu strukturieren, zu bewerten und in den jeweiligen Kontext einzuordnen. Fach- und Methodenkompetenzen beinhalten ferner die Anwendung und Weiterentwicklung von Methoden, um Aufgaben und Lösungen effizient und kreativ zu gestalten und in neuen, komplexeren Kontexten anzuwenden.

Fertigkeiten sowie persönliche, soziale und methodische Fähigkeiten zu nutzen und sich durchdacht sowie individuell und sozial verantwortlich zu verhalten" (Howe & Knutzen, 2014, S. 20). Diese Handlungskompetenz untergliedert sich in Fachkompetenz und personale Kompetenz. Während die Fachkompetenz vor allem die methodisch und fachlich angemessene Bearbeitung von Problemstellungen beschreibt, zeigt sich die personale Kompetenz in der Fähigkeit und Bereitschaft zum lebenslangen Lernen und zur persönlichen Weiterentwicklung. Der Fachkompetenz werden die Aspekte Wissen und Fertigkeiten zugeordnet, während die personale Kompetenz die Aspekte Sozialkompetenz und Selbstständigkeit umfasst. Tab. 2.2 zeigt das Vier-Säulen-Modell des DQR.

Tab. 2.2 Vier-Säulen-Modell des DQR. (Zitiert nach Schall & Howe, 2024, S. 24; eigene Darstellung)

Vier-Säulen-Modell des DQR			
Handlungskompetenz Unter Handlungskompetenz versteht man demzufolge „die Fähigkeit und Bereitschaft des/der Einzelnen, Kenntnisse und Fertigkeiten sowie persönliche, soziale und methodische Fähigkeiten zu nutzen und sich durchdacht sowie individuell und sozial verantwortlich zu verhalten" (Howe & Knutzen, 2014, S. 20).			
Fachkompetenz Bezeichnet die Fähigkeit und Bereitschaft, Aufgaben und Problemstellungen eigenständig zu bearbeiten, dabei fachlich fundierte und methodisch strukturierte Ansätze anzuwenden und die Ergebnisse kritisch zu beurteilen.		**Personale Kompetenz** Bezeichnet die Fähigkeit und Bereitschaft, sich kontinuierlich weiterzuentwickeln und das eigene Leben eigenverantwortlich und selbstbestimmt im jeweiligen sozialen, kulturellen und beruflichen Kontext zu gestalten.	
Wissen	**Fertigkeiten**	**Sozialkompetenz**	**Selbstständigkeit**
Bezeichnet die Gesamtheit an Fakten, Grundsätzen, Theorien und praktischen Erfahrungen, die in einem bestimmten Lern- oder Arbeitsbereich erworben und verstanden wurden. Es umfasst sowohl theoretisches als auch praktisches Wissen.	Bezeichnet die Fähigkeit, erworbenes Wissen effektiv anzuwenden, um Aufgaben zu erfüllen und Probleme zu lösen. Sie umfasst sowohl: - **Kognitive Fertigkeiten**: Die Fähigkeit, logisch, intuitiv und kreativ zu denken, um Lösungen zu entwickeln und Herausforderungen zu bewältigen. - **Praktische Fertigkeiten**: Die Geschicklichkeit im Umgang mit Methoden, Materialien, Werkzeugen und Instrumenten, um Aufgaben handwerklich oder technisch erfolgreich auszuführen.	Bezeichnet die Fähigkeit und Bereitschaft, zielorientiert mit anderen zusammenzuarbeiten, deren Interessen und soziale Kontexte zu erkennen und zu verstehen. Sie umfasst die Fähigkeit, sich mit diesen auf rationale und verantwortungsbewusste Weise auseinanderzusetzen, eine klare Kommunikation zu pflegen und gemeinsam Lösungen zu erarbeiten. Darüber hinaus gehört auch die Mitgestaltung der Arbeits- und Lebenswelt zu dieser Kompetenz, indem man aktiv zur positiven Entwicklung und Veränderung beiträgt.	Bezeichnet die Fähigkeit und Bereitschaft, eigenständig und verantwortungsvoll zu handeln, das eigene Verhalten sowie das Handeln anderer zu reflektieren und kontinuierlich an der eigenen Handlungsfähigkeit zu arbeiten, um sich persönlich und beruflich weiterzuentwickeln.

2.2 Berufliche Handlungskompetenz als Basiskompetenz der Praxisanleitenden

Während sich die kognitionspsychologische Auffassung von Kompetenz eher auf die Möglichkeiten und Bereitschaften eines Individuums bezieht, kognitive Aufgaben zu lösen, sehen Definitionen aus einer handlungsorientierten Perspektive Kompetenz vor allem im beruflichen Kontext und betrachten diese als „die Fähigkeit und Bereitschaft des Menschen, in beruflichen Situationen sach- und fachgerecht, persönlich durchdacht und in gesellschaftlicher Verantwortung zu handeln" (Bader, 2004, S. 20).

Gemeinsam ist beiden Perspektiven das Verständnis, Kompetenz als das Vermögen und die Bereitschaft zu beschreiben, welche Menschen, die ein Ziel erreichen oder eine Herausforderung bewältigen wollen, nutzen, um ein Problem zu lösen (Howe & Knutzen, 2014, S. 16).

Handlungskompetenz kann hierbei als „das Potenzial, die Möglichkeit zu handeln" (Euler, 2020, S. 4) verstanden werden. Etwas konkreter wird mit Handlungskompetenz die Fähigkeit eines Menschen bezeichnet, in bestimmten Situationen ein „stabiles, regelmäßiges Handeln" zu zeigen (Euler, 2020, S. 4). Die Situationen in Bezug auf die berufliche Handlungskompetenz sind dabei schon aus dem Begriff heraus definiert. Es geht also darum, diese Handlungsmöglichkeiten in Situationen des beruflichen Alltags einzusetzen.

Für Praxisanleitende als Ausbilder*innen kann der Kompetenzbegriff nochmals erweitert werden. Hier wird darunter die „Fähigkeit und Bereitschaft, Fertigkeiten und Kenntnisse sowie persönliche, soziale und methodische Fähigkeiten in Arbeits- und Lernsituationen und für die berufliche Entwicklung zu nutzen" verstanden (BiBB, 2009, S. 5).

2.2.1 Kompetenzen von Ausbildungspersonal

Bonnes, Blinkert und Goller (2022) schlagen auf Basis einer Literaturrecherche eine Systematisierung von Kompetenzen für Ausbildungspersonal vor. Hierzu beziehen sie sich auf die vier Kompetenzbereiche der Fach-, Selbst-, Sozial- und Methodenkompetenz. Tab. 2.3 zeigt eine Systematisierung der Kompetenzen von Ausbildungspersonal.

Tab. 2.3 Systematisierung der Kompetenzen von Ausbildungspersonal nach Bonnes, Blinkert und Goller (2022, zitiert nach Schall & Howe, 2024, S. 31; eigene Darstellung)

Fachkompetenz	Sozialkompetenz
- Berufliche Fachkompetenz - Berufsspezifisches Fachwissen und Können - Berufliches Erfahrungswissen - Fachliche Souveränität - Betriebsspezifisches Wissen und Können - **Berufs- und arbeitspädagogische Fachkompetenz** - Methodisch-didaktische Kompetenz - Diagnostische Kompetenz - Sozialpädagogische Kompetenz - Ausbildungsorganisatorische Kompetenz Pädagogisch-psychologisches Grundwissen	- Kompetenz zur Kooperation und Teamarbeit - Betreuungs- und Begleitungskompetenz - Empathie - Kompetenz zur Motivationsförderung - Kompetenz zur Konfliktbewältigung - Geduld - Toleranz - Interkulturelle Kompetenz - Offenheit und Wertschätzung - Durchsetzungsvermögen
Methodenkompetenz	**Selbstkompetenz**
- Führungskompetenz - Individuelle Medienkompetenz - Organisationskompetenz - Problemlösekompetenz	- Intrinsische Motivation - Selbstreflexion - Selbstregulation - Flexibilität und Lernkompetenz - Kompetenz zum selbstständigen und verantwortungsbewussten Handeln

2.3 Pädagogische Kompetenzen und Fähigkeiten für Praxisanleitende

Während für die Handlungskompetenz von Ausbildungspersonal wie auch von Praxisanleitenden in der Theorie betont wird, dass methodische Kompetenzen zur Entwicklung und Gestaltung von Lernsituationen notwendig sind, wird der pädagogischen Kompetenz in der Regel wenig Aufmerksamkeit gewidmet.

Pädagogische Kompetenzen können nach Mulder et al. (2017) als ein dynamisches Konstrukt beschrieben werden, welches sich im Unterrichten, Beraten, Mitwirken an Entwicklungen, wissenschaftlichem Vorgehen und einer Bereitschaft zum lebenslangen Lernen zeigt. Die pädagogische Kompetenz wird dabei häufig in Bezug auf die jeweiligen Fachgebiete definiert. So kann für den Tätigkeitsbereich der Praxisanleitenden angenommen werden, dass diese über die folgenden pädagogischen Fähigkeiten und entsprechendes Wissen verfügen sollten:

- Gestaltung von Lernsituationen
  - Themen festlegen und sachanalytisch aufbereiten
  - Lernziele formulieren
  - Den Ablauf methodisch planen
- Durchführung und Begleitung der Lernenden

- Überprüfung von Lernzielen und Feedback
  - Erreichung von Lernzielen objektiv prüfen
  - Rückmelden von Ergebnissen in Feedbackgesprächen

2.4 Ein Kompetenzmodell für Praxisanleitende in der Pflege

Ein Kompetenzmodell, das sich insbesondere auf die notwendigen Kompetenzen von Praxisanleitenden in der Pflege fokussiert, muss sowohl die Basiskompetenzen der Fach- und Methodenkompetenz sowie der sozial-kommunikativen Kompetenz als auch der Aktivitäts- und Handlungskompetenz umfassen, und sich spezifisch auf die pädagogischen und didaktischen Kompetenzen zur Gestaltung von Praxisanleitungssituationen fokussieren. Diese Dualität ist für Praxisanleitende in der Pflege besonders herausfordernd, da viele Kompetenzen in beiden Arbeitsbereichen zum Einsatz kommen. Für eine weitere empirische Überprüfung schlagen die Autoren deshalb folgende Inhalte und Struktur vor (siehe Online-Zusatzmaterial zu Kap. 2).

Handlungskompetente Praxisanleitende verfügen über das Wissen, Fähigkeiten und Einstellungen aus dem berufsspezifischen pflegerischen ebenso wie aus dem pädagogischen Bereich. Im Kompetenzbereich der **Fachkompetenz** kommt sowohl pflegespezifisches Wissen als auch pädagogisches Wissen zum Einsatz. Praxisanleitende haben also idealerweise nicht nur Wissen zu pflegespezifischen Interventionen, sondern verfügen auch über pädagogisches Grundlagenwissen. Eine fundierte pflegerisch-fachliche Kompetenz ist die Grundlage jeder erfolgreichen Pflegeausbildung. Praxisanleiter*innen müssen aber auch in der Lage sein, ihr pflegespezifisches Fachwissen auf den aktuellen Stand zu bringen und dahingehend Pflegeprozesse sachgerecht zu organisieren. Dies umfasst nicht nur die Durchführung von Pflegeinterventionen, sondern auch die Fähigkeit, pflegebezogene Arbeitsprozesse zu strukturieren und dabei adäquate Methoden zu wählen.

Für Praxisanleitende sind neben fachlichen auch fundierte pädagogische Fachkompetenzen von großer Bedeutung, um eine erfolgreiche und zielgerichtete Ausbildung zu gewährleisten. Diese pädagogischen Fähigkeiten beinhalten sowohl theoretisches Wissen als auch praktische Fertigkeiten, die die Praxisanleiter*innen dazu befähigen, Lernprozesse effektiv zu gestalten, Auszubildende zu fördern und eine qualitativ hochwertige Ausbildung zu sichern. Ein zentrales Element der pädagogischen Kompetenz ist das pädagogische Grundlagenwissen. Dieses umfasst ein tiefgehendes Verständnis der Lernprozesse sowie der Prinzipien des Prüfens und Bewertens im Bildungsbereich. Praxisanleiter*innen müssen sich mit den verschiedenen Lehr-Lern-Prozessen vertraut machen, um Anleitungen strukturiert durchzuführen und an den Bedürfnissen der Auszubildenden auszurichten. Dazu gehört auch zu wissen, wie Wissen vermittelt, gesichert und überprüft werden kann. Besonders die Fähigkeit, Auszubildende objektiv zu beurteilen, ist ein wesentlicher Bestandteil dieser Kompetenz, um transparente Rückmeldungen zu geben, die sowohl die Stärken als auch die Entwicklungsfelder der Lernenden berücksichtigen.

Ein weiterer wichtiger Aspekt ist das Wissen über die Gestaltung von Praxisanleitungen. Praxisanleiter*innen müssen in der Lage sein, Anleitungssituationen didaktisch fundiert zu planen und umzusetzen. Dies erfordert die Anwendung von didaktischen Methoden. Dabei ist es wichtig, flexibel auf die unterschiedlichen Lernbedürfnisse der Auszubildenden einzugehen und entsprechend differenzierte Lehrmethoden zu wählen. Diese Methoden müssen nicht nur theoretisch fundiert, sondern auch praktisch umsetzbar sein, um ein effektives Lernen zu ermöglichen.

Zusätzlich benötigen Praxisanleiter*innen fundiertes Wissen über die Struktur der Pflegeausbildung. Dies schließt sowohl den Aufbau der theoretischen als auch der praktischen Ausbildungsphasen ein. Sie müssen verstehen, wie die verschiedenen Ausbildungsabschnitte miteinander verknüpft sind und wie ein Transfer von Theorie in die Praxis sinnvoll gestaltet werden kann. Diese Strukturkenntnis ermöglicht es den Praxisanleiter*innen, den Auszubildenden eine systematische und kohärente Ausbildung zu bieten, die sowohl den Anforderungen des Pflegeberufs als auch den Prüfungsanforderungen gerecht wird.

Eine weitere wichtige Kompetenz in diesem Bereich ist die Fähigkeit zur Kooperation mit anderen an der Ausbildung Beteiligten. Praxisanleiter*innen arbeiten nicht isoliert, sondern müssen sich eng mit anderen Fachkräften, Lehrenden und Mentor*innen austauschen, um die Ausbildung optimal zu gestalten. Dazu gehört nicht nur die Zusammenarbeit im praktischen Bereich, sondern auch die Abstimmung mit Lehrkräften und die Kooperation mit anderen Institutionen, die an der Ausbildung beteiligt sind. Die Fähigkeit zur Kooperation ermöglicht es, ein gemeinsames Ausbildungsziel zu verfolgen und sicherzustellen, dass die verschiedenen Ausbildungsphasen nahtlos ineinandergreifen.

Als **personale Kompetenz** wird auf der Seite der berufsspezifischen Kompetenzen der Beziehungsaufbau und die Beziehungsgestaltung in der Interaktion mit den Patient*innen als relevant gesehen. Praxisanleiter*innen müssen verstehen, wie wichtig es ist, eine respektvolle, empathische und professionelle Beziehung zu Patient*innen aufzubauen. Dabei spielt auch die Fähigkeit zur Einhaltung ethischer Grundsätze eine große Rolle. In der Pflege sind Entscheidungen häufig mit moralischen und ethischen Fragestellungen verbunden. Praxisanleiter*innen müssen in der Lage sein, diese Fragestellungen zu erkennen und angemessen zu bearbeiten. Sie müssen sicherstellen, dass ihre eigenen Handlungen sowie die der Auszubildenden den ethischen Prinzipien der Pflege entsprechen.

Als pädagogische Kompetenz kommt der Vorbildfunktion von Praxisanleitenden eine besondere Relevanz zu. Praxisanleiter*innen nehmen eine Schlüsselrolle in der Pflegeausbildung ein und müssen daher mit gutem Beispiel vorangehen. Sie vermitteln nicht nur fachliches Wissen, sondern auch die Grundwerte des Pflegeberufs.

Für beide Bereiche ist die Fähigkeit zur kritischen Selbstreflexion des eigenen Handelns unerlässlich. Dazu zählt auch die Fähigkeit, eigene Fehler und Fehler anderer zu erkennen und im Team anzusprechen. Sowohl in der Pflege als auch in ihrer Rolle als Praxisanleitende sind Praxisanleitende Stress- und Belastungssituationen ausgesetzt. Praxisanleiter*innen müssen nicht nur in der Lage sein, ihre eigene Gesundheit zu erhalten, sondern auch den Auszubildenden zu zeigen, wie sie mit den emotionalen und physischen Herausforderungen des Pflegeberufs umgehen können.

Die **sozial-kommunikative Kompetenz** ist ein entscheidender Bestandteil der Pflegeausbildung, da sie die Grundlage für eine erfolgreiche Zusammenarbeit zwischen Praxisanleiter*innen, Auszubildenden, Kolleg*innen und Patient*innen bildet. In einem Beruf, der von zwischenmenschlicher Interaktion geprägt ist, ist die Fähigkeit zur effektiven Kommunikation und zum konstruktiven Umgang mit Konflikten unerlässlich. Praxisanleiter*innen müssen in der Lage sein, in herausfordernden Situationen sowohl klar und empathisch zu kommunizieren als auch konstruktiv im Team zu arbeiten.

Ein wesentlicher Aspekt der sozial-kommunikativen Kompetenz ist das Wissen über Konfliktpotenziale und potenzielle Problemfelder in der Anleitungs- und Pflegesituation. Praxisanleiter*innen müssen in der Lage sein, typische Spannungsfelder frühzeitig zu erkennen und proaktiv zu handeln, um Konflikte zu vermeiden oder zu lösen. In der Kommunikation kann es zu Bedeutungsasymmetrien kommen. Praxisanleiter*innen müssen ein Bewusstsein für diese Asymmetrien entwickeln und Möglichkeiten finden, ihnen entgegenzuwirken.

Die Fähigkeit, Kritik am eigenen Handeln konstruktiv zu nutzen, ist eine weitere wichtige Kompetenz. Praxisanleiter*innen sind nicht nur dafür verantwortlich, den Auszubildenden Feedback zu geben, sondern sollten auch in der Lage sein, eigene Fehler zu erkennen und daraus zu lernen. Eine positive Einstellung zu Feedback und die Bereitschaft zur Selbstkritik fördern ein offenes und wachstumsorientiertes Arbeitsumfeld. Das Wissen über Kommunikation und Kommunikationsprobleme ist ebenfalls eine zentrale Kompetenz. In der Pflege sind klare und präzise Informationen besonders wichtig, sowohl im direkten Gespräch mit Patient*innen als auch im Austausch innerhalb des Teams. Die daraus resultierende Fähigkeit, erfolgreich und zielorientiert zu kommunizieren, ist ein wichtiger Bestandteil der sozial-kommunikativen Kompetenz. Dies schließt die Fähigkeit, in einem Team zu arbeiten, mit ein und meint, gemeinsam mit anderen konstruktiv ein gemeinsames Ziel zu verfolgen. In der Pflege sind Zusammenarbeit und Teamarbeit unerlässlich, um eine hochwertige Versorgung der Patient*innen zu gewährleisten.

Die **Aktivitäts- und Handlungskompetenz** umfasst die Fähigkeit, Pflegeprozesse nicht nur fachlich korrekt durchzuführen, sondern auch Anleitungssituationen effektiv zu gestalten und umzusetzen. Praxisanleiter*innen müssen in der Lage sein, sowohl in der Pflege als auch in der Anleitung von Auszubildenden praktische Handlungen kompetent und zielgerichtet auszuführen. Diese Kompetenz umfasst die Planung und Organisation der Pflegeprozesse sowie die Vermittlung und Unterstützung des Lernprozesses der Auszubildenden. Ein grundlegender Bestandteil dabei ist die fachlich richtige Ausführung von Pflegeinterventionen. Praxisanleitende müssen sicherstellen, dass alle pflegerischen Maßnahmen gemäß den aktuellen fachlichen Standards und unter Berücksichtigung individueller Patient*innenbedürfnisse durchgeführt werden. Ein weiterer wichtiger Aspekt der Aktivitätskompetenz ist die Fähigkeit, den Pflegeprozess zu organisieren und die Zusammenarbeit im Team zu koordinieren, um einen reibungslosen Ablauf der Pflege sicherzustellen.

Ein wesentlicher Teil der Aktivitäts- und Handlungskompetenz aufseiten der pädagogischen Kompetenzen betrifft die Gestaltung von Anleitungssituationen. Praxisanleiter*innen sollten über die Kompetenz verfügen, Lernsituationen so zu gestalten, dass Auszubildende die Möglichkeit haben, ihr Wissen praktisch anzuwenden und ihre Fähigkeiten zu entwickeln.

Dazu gehört die Fähigkeit zur didaktischen und organisatorischen Planung der Anleitungssituation, um ein effektives und nachhaltiges Lernen zu ermöglichen. Dafür müssen Praxisanleiter*innen Lernziele formulieren und davon ausgehend Anleitungssituationen gestalten. Die Fähigkeit zur pädagogischen Reflexivität unterstützt diese Prozesse, indem Praxisanleiter*innen ihre eigene Rolle hinterfragen.

Zusammengefasst ist das Kompetenzmodell für Praxisanleitende in der Pflege ein integrativer Ansatz, der sowohl die fachliche Kompetenz in der Pflege als auch die pädagogische Kompetenz in der Anleitung von Auszubildenden fordert. Die erfolgreiche Kombination dieser Kompetenzen ermöglicht es den Praxisanleitenden, nicht nur als Pflegeexpert*innen zu agieren, sondern auch als kompetente und reflektierte Praxisanleitende, die eine qualitativ hochwertige und ganzheitliche Ausbildung sicherstellen. Durch dieses Modell wird die Grundlage geschaffen, um den Anforderungen einer dynamischen und komplexen Pflegepraxis gerecht zu werden und gleichzeitig eine effektive Lernumgebung für die Auszubildenden zu schaffen.

2.5 Bedeutung der Praxisanleitung für die Pflegeausbildung

Die Qualität der Praxisanleitung ist maßgeblich von den Kompetenzen der Praxisanleitenden sowie weiteren Rahmenbedingungen am Lernort Praxis abhängig. Dieser Qualitätsanspruch wurde mit Inkrafttreten des Pflegeberufegesetzes am 01.01.2020 festgelegt. Insbesondere wertete der Gesetzgeber die Praxisanleitung als wesentlichen Bestandteil der praktischen Ausbildung auf, indem den Praxisanleitenden eine bedeutende Rolle beim Kompetenzerwerb der Auszubildenden zugesprochen wurde. Um diese verantwortungsvolle Aufgabe ausfüllen zu können, sind die Anforderungen an die Weiterbildung zur Praxisanleitung auf 300 h angehoben und auch inhaltlich anspruchsvoller konzipiert worden. Darüber hinaus fordert der Gesetzgeber zur Kompetenzentwicklung der Praxisanleitenden jährlich einen Nachweis von 24 h Fortbildung (§ 4 PflAPrV). Neben den berufsspezifischen Kompetenzen sind zur Qualitätssicherung der Ausbildungsarbeit in der Praxis vor allem pädagogische Kompetenzen wie Wissen über Aufbau und Struktur berufsschulischer und hochschulischer Pflegeausbildung wesentlich (vgl. Abschn. 2.4). Das bedeutet, dass Praxisanleitende zur Gestaltung der Ausbildung am Lernort Praxis über umfangreiches Wissen hinsichtlich der normativen Bedingungen der praktischen Ausbildung verfügen sollten.

2.5.1 Normative Bedingungen für die praktische Pflegeausbildung

Das *Pflegeberufegesetz (PflBG)*, die *Pflegeberufe-Ausbildungs- und Prüfungsverordnung (PflAPrV)* sowie die *Pflegeberufe-Ausbildungsfinanzierungsverordnung (PfBFinV)* strukturieren und regeln die Pflegeausbildung in Deutschland. Die Gesetze haben zwei Besonderheiten, auf die im Weiteren nicht explizit eingegangen wird. Es handelt sich zum einen um die Regelung der hochschulischen Pflegeausbildung (§ 38ff. PflBG) und zum anderen um das Wahlrecht bezüglich der Berufsbezeichnung „Gesundheits- und Kinderkrankenpflegerin/-pfleger" sowie „Altenpflegerin/-pfleger".

Die Ausbildung erfolgt im Wechsel zwischen theoretischem und praktischem Unterricht (mindestens 2100 h) und praktischer Ausbildung (mindestens 2500 h) (§ 1 Abs. 2 (1) PflAPrV). Inhaltlich werden die Stundenzahlen gemäß den Vorgaben des Rahmenausbildungslehrplans sowie die angestrebten Kompetenzen in dem schulinternen Curriculum und mit dem betrieblichen Ausbildungsplan aufeinander abgestimmt (§§ 9, 26, 28 PflAPrV Anlage 2,6,7). Hierbei sind die in § 4 PflBG beschriebenen vorbehaltenen Tätigkeiten zwingend zu berücksichtigen.

Diese vorbehaltenen Tätigkeiten setzen besondere Kompetenzen voraus. Das PflBG beschreibt in § 5 Abs. 1 das Ausbildungsziel sowie die zu vermittelnden Kompetenzen:

> *„Die Ausbildung zur Pflegefachfrau oder zum Pflegefachmann vermittelt die für die selbstständige, umfassende und prozessorientierte Pflege von Menschen aller Altersstufen in akut und dauerhaft stationären sowie ambulanten Pflegesituationen erforderlichen* **fachlichen und personalen Kompetenzen** *einschließlich der zugrunde liegenden* **methodischen, sozialen, interkulturellen** *und* **kommunikativen Kompetenzen** *und der zugrunde liegenden* **Lernkompetenzen** *sowie der Fähigkeit zum Wissenstransfer und zur Selbstreflexion."* (§ 5 Abs. 1 PflBG)

Der geforderte stufenweise Kompetenzerwerb stellt die Gestaltung der Praxisanleitung vor besondere Herausforderungen. Insbesondere sind die fünf Kompetenzbereiche (PflAPrV Anlage 6) nicht nur am Lernort Theorie, sondern auch am Lernort Praxis im Rahmen der Anleitungen zu berücksichtigen. Dadurch nehmen die Praxisanleitenden eine gestiegene Verantwortung wahr und benötigen eine bessere Qualifikation, um den pflegedidaktischen Anspruch erfüllen zu können. Aus diesem Grund ist in § 4 PflAPrV sowohl das Aufgabengebiet, als auch die Qualifizierung der Praxisanleitenden vorgegeben.

Zentrale Vorgaben hinsichtlich der Praxisanleitung sind in § 6 Abs. 3 sowie in § 8 Abs. Nr. 2 PflBG festgelegt. Mit diesen Paragrafen verpflichtet der Gesetzgeber den Träger der praktischen Ausbildung mittels Vereinbarungen mit den Kooperationspartnern, Folgendes zu gewährleisten:

- die Durchführung der vorgeschriebenen Einsätze der praktischen Ausbildung gemäß Anlage 7 PflAPrV in den weiteren an der praktischen Ausbildung beteiligten Einrichtungen;
- die Durchführung der Ausbildung auf der Grundlage eines zeitlich und sachlich gegliederten Ausbildungsplans, sodass das Ausbildungsziel gemäß § 5 PflBG in der vorgesehenen Zeit erreicht werden kann.

2 Kompetenzen für die praktische Pflegeausbildung

Entscheidend hierbei ist, dass eine geplante und strukturierte Praxisanleitung sowohl beim Träger der praktischen Ausbildung als auch bei den Kooperationspartnern gewährleistet wird. Erstmalig ist ein Umfang von mindestens 10 % Praxisanleitung innerhalb der zu leistenden praktischen Ausbildungszeit während eines Einsatzes sicherzustellen (§ 4 Abs. 1 PflAPrV). Gemäß § 17 Nr. 3 PflBG ist diese qualifizierte Anleitung im Ausbildungsnachweis zu dokumentieren.

Übersicht über gesetzliche Vorgaben für die praktische Pflegeausbildung

Pflegeberufegesetz (PflBG)
§ 5 Ausbildungsziel
§ 6 Dauer und Struktur der Ausbildung, (Abs. 3–5 praktische Ausbildung)
§ 7 Durchführung der praktischen Ausbildung
§ 8 Aufgaben des Trägers der praktischen Ausbildung
§ 10 Aufgabe der Pflegeschule
§ 16 Mindestanforderungen an den Ausbildungsvertrag
§ 18 Pflichten des Trägers der praktischen Ausbildung

Pflegeberufe-Ausbildungs- und Prüfungsverordnung (PflAPrV)
§ 1 Gliederung der Ausbildung
    Anlage 6 Kompetenzbereiche
        Anlage 7 Stundenverteilung im Rahmen der praktischen Ausbildung
§ 3 Praktische Ausbildung
§ 4 Praxisanleitung
§ 5 Praxisbegleitung
§ 6 Jahreszeugnisse und Leistungseinschätzungen
§ 7 Zwischenprüfung
    Anlage 1 Kompetenzen für die Zwischenprüfung nach § 7
§ 8 Kooperationsverträge
§ 9 Staatliche Prüfung
    Anlage 2 Kompetenzen für die staatliche Prüfung nach § 9 Pflegefachfrau/-mann

Pflegeberufe-Ausbildungsfinanzierungsverordnung (PfBFinV)
§ 3 Bestimmung der Ausbildungskosten und Bemessung von Pauschal-/Individualbudgets
    Anlage 1B Kosten der Träger der praktischen Ausbildung
    (Kostentatbestand 1 – Kosten der Praxisanleitung)
§ 5 Mitteilungspflichten vor Festsetzung von Ausbildungsbudgets
    Anlage 2 Erforderliche Angaben zur Festsetzung des Ausbildungsbudgets

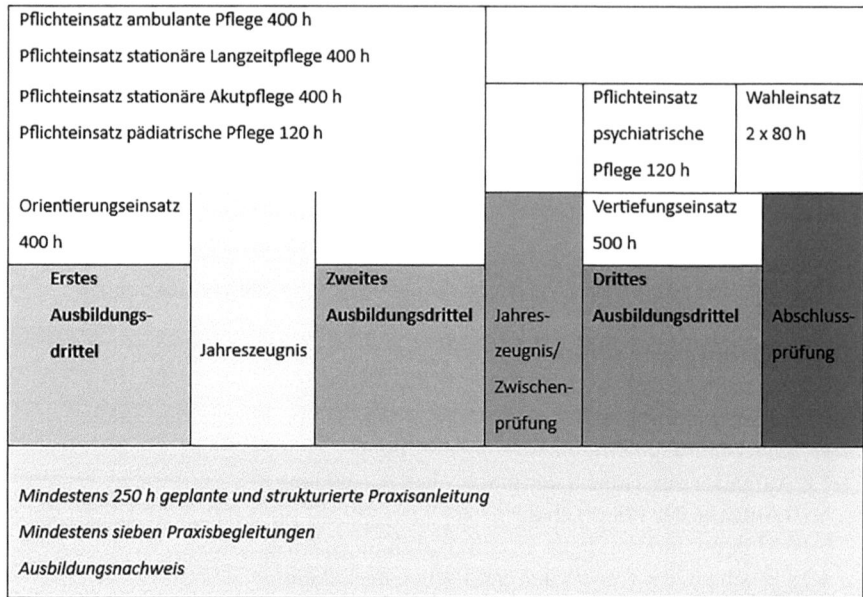

Abb. 2.2 Struktur der praktischen Pflegeausbildung. (Eigene Darstellung)

Das PflBG beschreibt die Durchführung der praktischen Ausbildung in § 7 nur kurz. Die zentralen Vorschriften hierzu sind jedoch in § 3 PflAPrV zu finden. Die Struktur der praktischen Ausbildung ist sehr komplex. Nachfolgende Abb. 2.2 stellt die strukturellen Vorgaben zu Inhalt, Umfang, Ablauf sowie Jahreszeugnissen und Prüfungen im Rahmen der praktischen Ausbildung dar.

Abb. 2.2 verdeutlicht die gesetzlich geforderte Einteilung in Ausbildungsdrittel. Jedem Ausbildungsdrittel werden unterschiedliche Pflichteinsätze und Praxisbegleitungen zugeordnet. Die Ausbildung startet beim Träger der praktischen Ausbildung mit dem Orientierungseinsatz von 400 h. Bis zum Ende des zweiten Ausbildungsdrittels müssen die Pflichteinsätze in der stationären Akut- und Langzeitpflege sowie in der ambulanten Pflege mit jeweils 400 h absolviert werden. In diesem Zeitraum muss auch der pädiatrische Einsatz mit 120 h erfolgen. Das zweite Ausbildungsjahr schließt mit einer Zwischenprüfung ab (§ 7 PflAPrV). Im dritten Ausbildungsdrittel wird der psychiatrische Pflichteinsatz mit 120 h abgeleistet. Der Gesetzgeber ermöglicht den Auszubildenden zudem zwei Wahleinsätze mit je 80 h in Bereichen der Rehabilitation, im Hospizbereich oder in der Beratung. Die Ausbildung endet mit einem 500-stündigen Vertiefungseinsatz beim Träger der praktischen Ausbildung. Dort wird auch die staatliche Prüfung abgelegt (§§ 1–9 PflAPrV).

Die Finanzierung der beruflichen Pflegeausbildung ist mit § 19 PflBG gesichert. Die Pflegeberufe-Ausbildungsfinanzierungsverordnung (PfBFinV) regelt die Details der Finanzierung. Dies wurde durch den Aufbau eines Ausbildungsfonds ermöglicht, in den u. a. das Land, die Pflegeversicherung, Krankenhäuser sowie Pflegeeinrichtungen (ambulant, stationär) einzahlen. Dieser Fonds wird auf Länderebene verwaltet. Entsprechend werden die Ausbildungspauschalen für die Pflege-

Tab. 2.4 Ausbildungspauschalen pro Bundesland (§ 30 PflBG)

Bundesland	Träger praktische Ausbildung	Pflegeschule
Baden-Württemberg	10.255,19 €	11.104,27 €*
Bayern	9895,45 €	11.900,00 €*
Berlin	9999,00 €	10.190,00 €*
Brandenburg	9630,00 €	10.270,00 €
Bremen	9690,10 €	100.500,00 €
Hamburg	9450,00 €	9250,00 €
Hessen	10.000,00 €	9604,12 €
Mecklenburg-Vorpommern	9600,00 €	9650,00 €
Niedersachsen	10.423,00 €	10.327,00 €*
Rheinland-Pfalz	10.030,85 €	10.221,45 €
Saarland	9962,00 €	10.093,00 €
Sachsen	9485,00 €	9220,00 €
Sachsen-Anhalt	9485,00 €	9235,00 €
Schleswig-Holstein	9582,00 €	9696,00 €
Thüringen	9873,56 €	9220,00 €

+mittlerer Wert der sieben abgestuften Differenzierungsmerkmale
* Pauschalen je nach Setting: Stationäre Langzeitpflege (= mittlere Wert)

schulen sowie für die Träger der praktischen Ausbildung auf Länderebene verhandelt. Tab. 2.4 zeigt die Ausbildungspauschalen pro Bundesland.

Die ausbildenden Einrichtungen erhalten monatliche Ausgleichszahlungen aus dem Fonds, die gemäß § 26 Abs. 1 i. V. m. § 30 PflBG pauschaliert sind. In den Pauschalen sind sowohl Sachkosten und Organisationskosten als auch die Kosten für die Praxisanleitung einschließlich der Freistellung und Qualifizierung der Praxisanleitenden enthalten (§§ 1–27 PfBFinV; https://www.afbw-gmbh.de/).

2.5.2 Ausgewählte Forschungsergebnisse zur Praxisanleitung

Das Lernen in der Pflegepraxis wird von verschiedenen Faktoren beeinflusst, wie den Pflegeempfänger*innen, den Pflegepersonen, Praxisanleitenden, Auszubildenden, anderen Berufsgruppen, aber auch durch einen häufigen Wechsel der Einsatzstationen. Mit all diesen Einflussfaktoren wird das Ziel der Pflegeausbildung, der Erwerb beruflicher Handlungskompetenz, angestrebt. Zur Zielerreichung sind eine sinnvolle Zusammenführung von Theorie und Praxis sowie gute Rahmenbedingungen zum Einüben des praktischen Handelns notwendig.

Unterschiedliche Studien zeigen, dass insbesondere die personellen Rahmenbedingungen und im Speziellen die Ausbildenden hinsichtlich der vorhandenen Kompetenzen einen hohen Stellenwert haben.

Fichtmüller und Walter (2007) beschreiben, dass für das „Pflege gestalten lernen" in der Pflegepraxis zwei Aspekte zu betrachten sind, zum einen die pflegerische Einzelhandlung und zum anderen die Arbeitsablaufgestaltung (Fichtmüller & Walter 2007, S. 659). Ein Ergebnis der mehrperspektivischen Studie, die forschungsmethodologisch der Grounded Theory folgt, konnte u. a. aufdecken, dass wichtige Lerngegenstände wie Urteilsbildung, Kontaktgestaltung, Aushandeln und Aufmerksamsein als wichtige

Anteile pflegerischen Handelns zwar sichtbar sind, jedoch in Anleitungssituationen eher im Hintergrund stehen. Demgegenüber sind Technik, Information und Ablauforientierung vordergründige Lerngegenstände. Aus dieser Erkenntnis resultiert die Forderung, pflegedidaktische Konzepte zu entwickeln, die es Lernenden ermöglichen, Aspekte der Pflegegestaltung situativ zu priorisieren und zu begründen. In diesem Zusammenhang verweisen die Autor*innen u. a. auf die Weiterbildung der Praxisanleitenden, in der zukünftig die Wissensart und -dimension sowie die Bedeutung der Reflexion thematisiert werden sollten (Fichtmüller & Walter, 2007, S. 695 ff.). Dieser Aspekt der Studie zeigt deutlich auf, dass pädagogisches Wissen und hier insbesondere die personale Kompetenz sowie die Aktivitäts- und Handlungskompetenzen in Anleitungssituationen wichtig sind (vgl. Abschn. 2.4).

Zu einem ähnlichen Ergebnis kommen Hane, Anselmann und Strupeit (2022), die im Rahmen einer explorativen Studie die Sichtweise von 13 Auszubildenden im Hinblick auf die Praxisanleitung erforscht haben. Als ein erstes Ergebnis wurde von den Auszubildenden die Praxisanleitung als komplexe Lernumgebung beschrieben. Darüber hinaus konnte eruiert werden, dass Praxisanleitenden vonseiten der Auszubildenden als „Role Models" eine besondere Bedeutung im Rahmen der Anleitungssituation zukommt. Aus diesen Ergebnissen lässt sich ableiten, dass Praxisanleitende über besondere Kompetenzen hinsichtlich der Planung, Durchführung und Evaluation sowie Reflexion der eigenen Rolle verfügen sollten. Auch hier wird die Forderung nach entsprechenden Weiterbildungen hinsichtlich berufsspezifischer sowie pädagogischer Kompetenzerweiterung ausgesprochen (Hane et al., 2022) (vgl. Abschn. 2.4).

Das Vorhandensein personaler und sozial-kommunikativer Kompetenzen bei Praxisanleitenden bzw. Pflegenden ist maßgeblich für das Gelingen der Beziehungsgestaltung zu den Auszubildenden (vgl. Abschn. 2.4). Dieser Gesichtspunkt wird durch die Studie von Allmacher und Stähling (2019) bestätigt. Die Forscherinnen haben im Rahmen ihrer Masterarbeit mittels leitfadengestützter Interviews fünf Gesundheits- und Krankenpflegeschüler*innen des dritten Ausbildungsjahres und sieben Gesundheits- und (Kinder-)Krankenpfleger*innen hinsichtlich der Beziehung zwischen Auszubildenden und Pflegenden und deren Einfluss auf das Lernen befragt. Ein Ergebnis der Studie hebt hervor, dass

„(…) beide, Auszubildende und Gesundheits- und (Kinder-)Krankenpflegende, prinzipiell der Beziehung zueinander wohlwollend gegenüberstehen und Beziehung als bedeutsam für den Lernprozess und den Lernerfolg der Auszubildenden erachten und auch erleben." (Allmacher & Stähling, 2019, S. 165)

Gleichzeitig weisen die Autorinnen dieser pflegepädagogischen Studie darauf hin, dass am Lernort Praxis sowohl Auszubildende als auch Pflegende zum Teil mit unterschiedlichen Vorannahmen hinsichtlich Beziehungsgestaltung und Rollenverständnis aufeinandertreffen. Hinzu kommt oftmals eine unterschiedliche Erwartungshaltung an die Rolle des oder der anderen. Diese divergierenden Annahmen führen zu fehlenden Übereinstimmungen, sodass die Beziehung häufig als belastend empfunden wird, mit der Konsequenz, dass die Motivation, die Verantwortung für den Lernprozess und das Engagement der Schüler*innen leiden. Diese

Situationen beschreiben die Schüler*innen mit einem Gefühl des Unwohlseins und der Minderwertigkeit, und in diesem Fall wird vonseiten der Schüler*innen die Beziehung als Lernhindernis erlebt (Allmacher & Stähling, 2019, S. 165). Sowohl mit pflegespezifischem als auch mit pädagogischem Wissen können Praxisanleitende solche Situationen auflösen und lernförderlich gestalten. Insbesondere die Reflexionsfähigkeit sowie die Kommunikationsfähigkeit der Praxisanleitenden sind hierfür elementar (vgl. Abschn. 2.4).

Jüngst hat das Land Sachsen zusammen mit der Technischen Universität Dresden die multiperspektivische Studie „Erfahrungsraum praktische Ausbildung" (Hänel et al., 2024) im Hinblick auf Herausforderungen und Gestaltungsmöglichkeiten der praktischen Pflegeausbildung durchgeführt. Das Mixed-Method-Design war so konzipiert, dass die quantitative Querschnittsstudie der qualitativen Erhebung vorausging. Im Rahmen der quantitativen Erhebung wurden Auszubildende (n = 262), Pflegedienstleitungen (n = 125), Pflegelehrende (n = 72) und Praxisanleitende (n = 364) schriftlich mittels teilstandardisierter Online-Fragebögen befragt. Im Bereich der qualitativen Forschung kamen leitfadengestützte Fokusgruppen-, Gruppen- und Einzelinterviews mit einzelnen Akteursgruppen der praktischen Pflegeausbildung mit vertiefender Fragestellung zum Einsatz. Mittels qualitativer Inhaltsanalyse wurden Kategorien gebildet. In Tab. 2.5 werden die

Tab. 2.5 Herausforderungen aus Sicht von Praxisanleitenden. (Hänel et al., 2024, S. 74 ff.)

Ebenen der didaktischen Gestaltung	Oberkategorien	Unterkategorien
Makroebene (Rahmenbedingungen)	K: Nach gesetzlichen und institutionellen Rahmenbedingungen handeln	- Unterstützung auf Leitungsebene erhalten - Strukturierte Anleitung organisieren - Im Spannungsfeld zwischen Versorgungs- und pädagogischem Auftrag handeln
Mesoebene (Entwicklung des betrieblichen Ausbildungsangebots)	K: Die Zusammenarbeit zwischen Schule und Betrieb gestalten	- Kommunikationsformate und -anlässe gestalten - Mangelhafte Transparenz schulischer Lehr-/Lerninhalte - Einen betrieblichen Ausbildungsplan entwickeln und danach handeln - Praxisanleitung als Kooperationspartner gestalten
	K: Lernbegleitung durch das Pflegeteam sichern	- Integration der Lernenden in das Pflegeteam voranbringen - Bei Problem- und Konfliktsituationen eine Vermittlerrolle einnehmen - Lernbegleitung bei erhöhtem Förderbedarf im Team anregen
Mikroebene (individuelle Lernprozessgestaltung)	K: Praxisanleitung an didaktisch-pädagogische Anforderungen anpassen	- Anleitungen kompetenzorientiert planen, durchführen und evaluieren - Berücksichtigung differenter Wertepriorisierung und Einstellung
	K: Als Praxisanleitende ein neues berufliches Selbstverständnis entwickeln	- Sich als Praxisanleitende weiterentwickeln - Verantwortung für den Lernprozess am Lernort Praxis (mit-)tragen - Den Transformationsprozess aktiv mitgestalten - Mit Entgrenzung von Praxisanleitung umgehen

Herausforderungen für die Praxisanleitenden zusammengefasst. Insgesamt konstatieren die Praxisanleitenden, dass die konzeptionellen und strukturellen Veränderungen der generalistischen Pflegeausbildung zur Reflexion des eigenen Kompetenz- und Bildungsverständnisses auffordern. In diesem Reflexions- und Transformationsprozess erachten es die Praxisanleitenden als notwendig, ihr eigenes Wissen und die eigenen Kompetenzen weiterzuentwickeln, um den Herausforderungen gerecht zu werden. Als Teil dieses Veränderungsprozesses nennen die Praxisanleitenden die Entwicklung eines neuen beruflichen Selbstverständnisses. Dies erscheint grundlegend, um die generalistische Pflegeausbildung und die individuellen Lernprozesse zukünftig gestalten zu können (Hänel et al., 2024).

Zusammenfassend kann festgehalten werden: Die ausgewählten Forschungsergebnisse weisen darauf hin, dass der Weiterbildung der Praxisanleitenden eine wichtige Rolle zukommt. Die Studien zeigen auf, dass Bildungsprozesse für Praxisanleitende insbesondere berufsspezifische und pädagogische Kompetenzerweiterung anstreben sollten. Diese Kompetenzen sind grundlegend für gelingende Anleitungssituationen in der Pflegeausbildung (vgl. Abschn. 2.4).

2.5.3 Aufgaben der Praxisanleitenden

Die Aufgaben, die Praxisanleitende in der Gestaltung der Pflegeausbildung wahrnehmen, sind anspruchsvoll und sehr wertvoll. Die Aufgabenbereiche und Funktionen reichen von der Rolle als Pflegeexpert*innen und Didaktiker*innen über Führungspersonen, Gestalter*innen, Ansprech- und Vertrauenspersonen für Auszubildende bis zur Rolle der Prüfenden (Abb. 2.3).

Gesetzlich festgeschrieben sind die Aufgaben der Praxisanleitenden in § 4 PflAPrV. Eine wesentliche pädagogisch-didaktische Aufgabe besteht darin, die Auszubildenden schrittweise an die Wahrnehmung der beruflichen Aufgaben als Pflegefachfrau/-mann heranzuführen. Hierbei steht die Praxisanleitung mit Vorbereitung, Durchführung, Reflexion und Dokumentation im Mittelpunkt. Diese Aufgabe impliziert die Ermittlung des Lernstandes sowie die Beurteilung und Bewertung des praktischen Einsatzes. Als Prüfende sind Praxisanleitende in der Zwischenprüfung und auch im praktischen Teil des Examens in der Funktion von Fachprüfenden tätig. In dieser Rolle sind sie berechtigt, Noten zu erteilen.

Als Vermittelnde zwischen dem Lernort Theorie und dem Lernort Praxis halten Praxisanleitende die Verbindung zur Pflegeschule und übernehmen Mitverantwortung zur Sicherstellung des Theorie-Praxis-Transfers.

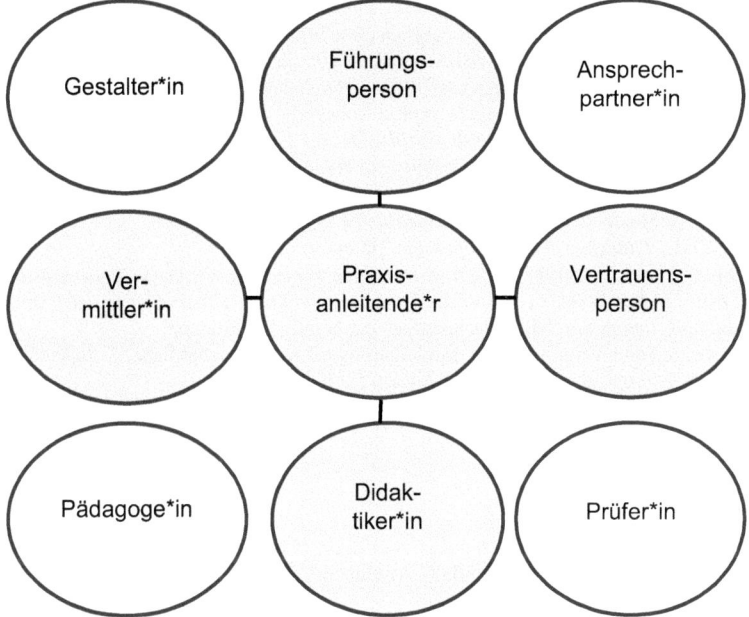

Abb. 2.3 Funktionen von Praxisanleitenden

Literatur

Allmacher, A., & Stähling, E. (2019). *Die Beziehung zwischen Auszubildenden und Pflegenden. Eine pflegepädagogische Studie zum Einfluss auf das Lernen*. Springer.

Bader, R. (2004). Handlungsfelder – Lernfelder – Lernsituationen. Eine Anleitung zur Erarbeitung von Rahmenlehrplänen sowie didaktischer Jahresplanungen für die Berufsschule. In M. Müller & R. Bader (Hrsg.), *Unterrichtsgestaltung nach dem Lernfeldkonzept* (S. 11–37). W. Bertelsmann.

BIBB – Bundesinstitut für Berufsbildung (Hrsg.) (2009). *Empfehlung des Hauptausschusses des Bundesinstituts für Berufsbildung vom 25.06.2009. Rahmenplan für die Ausbildung der Ausbilder*.

Bonnes, C., Binkert, J., & Goller, M. (2022). Kompetenzen des betrieblichen Ausbildungspersonals. Eine literaturbasierte Systematisierung. In *BWP – Berufsbildung in Wissenschaft und Praxis, 51*(4), 26–29.

Euler, D. (2020). Kompetenzorientierung in der beruflichen Bildung. In R. Arnold & A. Lipsmeier, & M Rohs (Hrsg.), *Handbuch Berufsbildung* (S. 1–13). Wiesbaden.

Fichtmüller, F., & Walter, A. (2007). *Pflegen lernen. Empirische Begriffs- und Theoriebildung zum Wirkgefüge vom Lernen und Lehren beruflichen Pflegehandelns*. V&R unipress.

Hane, M., Anselmann, V., & Strupeit, S. (2022). Praxisanleitung aus der Perspektive Auszubildender. *Pflegezeitschrift, 75*, 65–67. Springer.

Hänel, J., Küttner, C., & Strauß, L. (2024). *ERPP-Studie Sachsen 2023 – Ein multiperspektivischer Blick auf die Herausforderungen und Gestaltungsmöglichkeiten der praktischen Pflegeausbildung in Sachsen (Forschungsbericht)*. Technische Universität Dresden. https://doi.org/10.25368/2024.14

Heyse, V., Erpenbeck, J., & Michel, L. (2002). *Lernkulturen der Zukunft: Kompetenzbedarf und Kompetenzentwicklung in Zukunftsbranchen* (No. 74). QUEM-report.

Howe, F., & Knutzen, S. (2014). *Kompetenzwerkst@tt Praxisorientiert ausbilden! Handbücher für die Ausbildungsund Unterrichtspraxis in gewerblich-technischen Berufen. Band 7 Einsetzen von digitalen Medien und Internet* (1. Aufl.). Konstanz.

Mulder, R. H., Sauer, S., & Kempka, F. (2017). *FALKO-PA: Ein Instrument aus flexibel einsetzbaren Vignetten zur Erfassung pädagogischer Kompetenzen. Falko: Fachspezifische Lehrerkompetenzen. Konzeption von Professionswissenstests in den Fächern Deutsch, Englisch, Latein, Physik, Musik, Evangelische Religion und Pädagogik*, 337–380.

Roth, H. (1971). *Pädagogische Anthropologie*. Hannover.

Schall, M., & Howe, F. (2024). *Berufliche Handlungskompetenz von betrieblichem Ausbildungspersonal: Ein Kompetenzmodell für die Erstellung von Kompetenzprofilen und die Entwicklung von Bildungsangeboten*. BIBB Fachbeiträge zur beruflichen Bildung.

Schecker, H., & Parchmann, I. (2006). Modellierung naturwissenschaftlicher Kompetenz. In *Zeitschrift für Didaktik der Naturwissenschaften, 12*(2006), 45–66.

Weinert, F. E. (Hrsg.). (2001). *Leistungsmessungen in Schulen – eine umstrittene Selbstverständlichkeit*. Weinheim/Basel: Beltz Verlag.

Online

https://tud.qucosa.de/api/qucosa%3A90394/attachment/ATT-0/
https://www.afbw-gmbh.de/

Die Praxisanleitungsmethode (PAM)

Veronika Anselmann

Inhaltsverzeichnis

3.1   Praxisanleitung als situiertes Lernen 55
3.2   Begriffsbestimmung Praxisanleitung 57
3.3   Praxisanleitung als Lernumgebung 58
3.4   Entwicklung der Praxisanleitungsmethode (PAM) 60
3.5   Aufbau der Praxisanleitungsmethode (PAM) 61
Literatur 70

3.1 Praxisanleitung als situiertes Lernen

Ein Lernen in der pflegerischen Praxis kann als situiertes Lernen betrachtet werden (s. Abb. 3.1, Video 3.1). Situiertes Lernen meint ein Lernen, das „in Bezug zu konkreten Umständen" steht (Schmohl & Philipp, 2021, S. 301). Dem situierten Lernen liegt die Annahme zugrunde, dass Lernen in einer Wechselseitigkeit stattfindet und

---

Die elektronische Version dieses Kapitels enthält Zusatzmaterial, auf das über folgenden Link zugegriffen werden kann https://doi.org/10.1007/9978-3-662-71127-9_3.

Ergänzende Information Die elektronische Version dieses Kapitels enthält Zusatzmaterial, auf das über den folgenden Link zugegriffen werden kann: [https://doi.org/10.1007/978-3-662-71127-9_3]. Die Videos lassen sich durch Anklicken des DOI-Links in der Legende einer entsprechenden Abbildung abspielen, oder indem Sie diesen Link mit der SN More Media App scannen.

V. Anselmann (✉)
PH Schwäbisch Gmünd, Schwäbisch, Deutschland
E-Mail: veronika.anselmann@ph-gmuend.de

© Der/die Autor(en), exklusiv lizenziert an Springer-Verlag GmbH, DE, ein Teil von Springer Nature 2025
V. Anselmann et al. (Hrsg.), *Die Praxisanleitungsmethode*,
https://doi.org/10.1007/978-3-662-71127-9_3

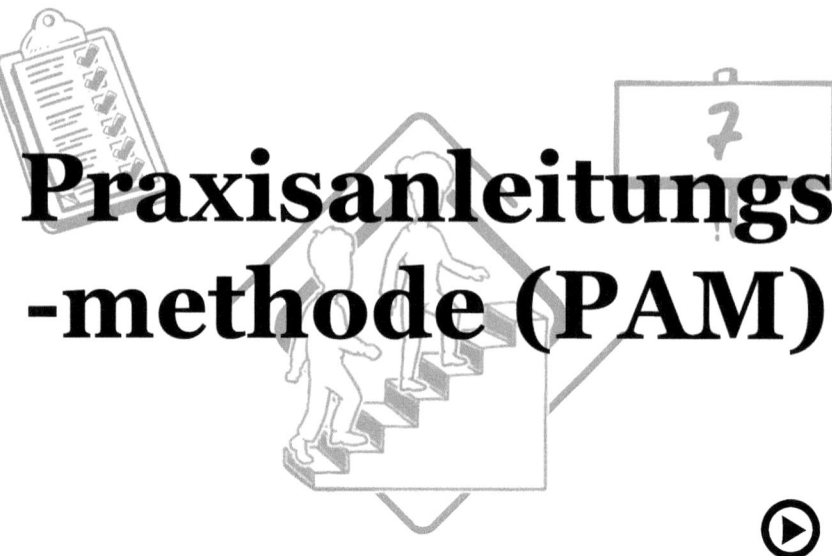

Abb. 3.1 Die Praxisanleitungsmethode (PAM). (▶ https://doi.org/10.1007/000-e94)

in soziale Situationen eingebunden ist. Lernen kann dabei als ein Prozess verstanden werden, der in alltägliche (arbeitsbezogene) Situationen, Kontexte und Aktivitäten eingebettet ist, sozial ausgehandelt wird und oft unbewusst stattfindet. Lernen aus der Perspektive des situierten Lernens fokussiert weniger die individuellen Lernvoraussetzungen, die Lernprozesse an sich oder auch die daraus resultierenden Lernergebnisse, sondern vielmehr die Situation, in der gelernt wird. Die Lernsituation ist damit Bestandteil des Lernens und gleichzeitig der Lernprozess selbst (Illeris, 2010).

Lave und Wenger (1991) stellen fest, dass Lernen als soziale Praxis zu verstehen ist. Die Situierung des Lernens ist zentrale Annahme ihrer Ausführungen zum situierten Lernen und zeigt auf, dass Lernen in Verbindung mit der Situation betrachtet werden muss. Dabei stellen sie den Doppelcharakter der Situierung heraus und erläutern, dass eine Lernsituation „zum einen als die unmittelbare Lernsituation (…) und zum anderen als gesellschaftliche Lernsituation" zu verstehen ist (Illeris, 2010, S. 102). Die Lernsituation kann also die unmittelbare Umgebung beschreiben, in der das Lernen stattfindet, wie z. B. die Schule oder die Universität, sie kann aber auch in einem größeren gesellschaftlichen Zusammenhang gesehen werden. Hier sind es dann gesellschaftliche Annahmen oder Normen und Strukturen, die das Lernen beeinflussen. Damit Lernen stattfinden kann, braucht es eine Form der Interaktion zwischen Individuum und Situation. Diese kann unterschiedliche Formen annehmen; schon die Wahrnehmung der Situation kann eine solche Interaktion darstellen.

Erst die Teilhabe an Praxisgemeinschaften verleiht den Lerninhalten Relevanz. Die Frage nach dem Lerninhalt wird somit auch durch die Situation determiniert, die diesem erst zu Bedeutung verhelfen kann. Dies impliziert, dass ein Lernen in der Situation auch ein Lernen mit den Beteiligten darstellt. Lave und Wenger (1991) betonen hierzu, dass ein situierter Lernprozess dann auftritt, wenn Lernende in den Praxisgemeinschaften (Communities of Practice, CoP) partizipieren. Dabei wird die Interaktion zwischen Noviz*innen und Expert*innen hervorgehoben sowie der dynamische Prozess des Lernens, in welchem „guidance, support, con-construction and reconceptualization of practice" (O'Brien & Battista, 2020, S. 483) stattfindet.

Insbesondere für den Wissens- und Kompetenzerwerb von Akteur*innen im Pflege- und Gesundheitsbereich ist die Theorie des situierten Lernens von Bedeutung. Das Arbeiten in Pflegeteams, die als Praxisgemeinschaften verstanden werden, macht den Austausch und das gemeinsame Lernen notwendig. Ein Lernen in der Berufsrealität kann den Kompetenzerwerb systematisch unterstützen.

3.2 Begriffsbestimmung Praxisanleitung

Die pflegerische Ausbildung besteht aus mindestens drei wesentlichen Elementen: der theoretischen Ausbildung in den beruflichen Schulen, einem praktischen Ausbildungsanteil in der pflegerischen Praxis und der Möglichkeit zur Nutzung simulationsbasierter dritter Lernorte, wie z. B. dem Skills Lab (siehe hierzu auch Kap. 5). Insbesondere im praktischen Teil der Ausbildung ist es notwendig, dass Auszubildende für die Ausübung unterschiedlicher pflegerischer Interventionen angeleitet werden.

Dabei können im Rahmen der praktischen Ausbildungszeit unterschiedliche Begleitungs- und Unterstützungsformen für die Auszubildenden angeboten werden. Diese reichen von der bloßen Möglichkeit zur Beobachtung erfahrener Pflegekräfte (Shadowing) über Formen des Mentoring bis zur strukturierten und am Ausbildungsplan orientierten Praxisanleitungen. Praxisbegleitungen hingegen werden in der Regel von Pflegepädagog*innen unternommen, die an der theoretischen Ausbildung der Auszubildenden mitwirken. Das folgende Zitat verdeutlicht die Aufgabe der Praxisanleitung: „Die Praxisanleitung in der Pflege hat die Aufgabe, die gesamte praktische Ausbildung und das Lernangebot der praktischen Ausbildung in Abstimmung mit der jeweiligen Pflegeschule zu koordinieren und die praktische Ausbildung handlungsorientiert zu konzipieren" (Braunschweiger & Köder, 2022, S. 2).

Demzufolge kann unter der Praxisanleitung eine spezifische Lernumgebung zur Aufgabenausübung verstanden werden, die Lernenden helfen soll, das im Theorieunterricht erworbene Wissen mit Erfahrungen aus der Pflegepraxis zu erweitern. Dabei, so stellen Braunschweiger und Köder (2022) fest, müssen verschiedene Methoden der Berufs- und Pflegepädagogik in diesen Anleitungssituationen genutzt werden, um Auszubildende „professionell, planmäßig und zielbewusst" (S. 2; Quernheim, 2017, S. 1) auszubilden.

Im hier vorliegenden Kapitel sollen Praxisanleitungen als Lernumgebungen verstanden werden, in denen Anleitende Lernende durch einen zielgerichteten Einsatz von (berufs- und pflege-)pädagogischen Methoden Inhalte vermitteln und so Lernziele erreicht werden.

Für Praxisanleitende ergibt sich daraus eine Vielzahl von Aufgaben, die im Folgenden exemplarisch aufgelistet werden sollen:

- Lernprozesse gestalten und umsetzen
- Ausbildungspläne erstellen und entwickeln
- Arbeits- und Lernaufgaben entwickeln und auswählen
- Zusammenarbeit mit dem Träger der theoretischen Ausbildung ermöglichen
- Lernstrategien vermitteln
- Vorbild/Mentor*in sein

3.3 Praxisanleitung als Lernumgebung

Während zu den Begriffen Unterricht oder Training noch viele Menschen Assoziationen haben, ist der Begriff Lernumgebung für die meisten, insbesondere in der pflegerischen Versorgung, schwer zu verorten. Dabei ist dieser Begriff wesentlich breiter gefasst und inkludiert verschiedene Lernsituationen. Dies kommt einer modernen Auffassung des Lernens wesentlich näher und zeigt auch die Mannigfaltigkeit zeitgemäßer Lernsituationen. Denn unabhängig von Ort und Medium versteht man unter Lernumgebungen strukturierte und organisierte Lernsituationen. Immer wenn ein*e Lehrende*r didaktische Modelle nutzt und Inhalte so aufbereitet, dass es Lernenden hilft, die Lernziele zu erreichen, kann von einer Lernumgebung gesprochen werden. Dies umfasst also auch digitale Lernsituationen oder Lernsituationen in Gruppen. Lernumgebungen können somit als organisierte Lernsituationen definiert werden, in denen Betreuende mittels didaktischer Methoden Inhalte vermitteln, die zur Erreichung definierter Lernziele beitragen (Mulder & Messmann, 2007).

Jede Lernumgebung kann anhand von vier Charakteristika beschrieben werden. Diese können auch herangezogen werden, um Lernumgebungen zu planen und zu gestalten. Diese vier Charakteristika sind Inhalt, Methode, Betreuung und Bewertung (Mulder & Messmann, 2007). Ziel einer jeden Lernumgebung ist es, bestimmte **Inhalte** zu vermitteln. Diese Inhalte sind in der Regel durch die Beschreibung von Lernzielen näher definiert. Lernziele beschreiben Kompetenzen (d. h. Wissen, Fertigkeiten und Einstellungen), die die Lernenden erwerben sollen.

Lernziele ergeben sich aus Defiziten bzw. Bedürfnissen der Lernenden (z. B. bzgl. Vorwissen, Interessen) sowie aus formalen/organisationalen Bedarfen (z. B. Fertigkeiten, die man im Beruf braucht) innerhalb des Lernkontexts.

Um bestimmte Inhalte zu vermitteln, wählt ein*e Lehrende*r eine bestimmte didaktische **Methode** aus, die dazu beitragen soll, dass die Lernenden den Inhalt erfassen können. Welche lerntheoretischen Perspektiven hier eingenommen werden können, wurde bereits in Kap. 1 erläutert. Abhängig vom didaktischen Modell gestaltet

Abb. 3.2 Merkmale und Bestandteile einer Lernumgebung. (Eigene Darstellung)

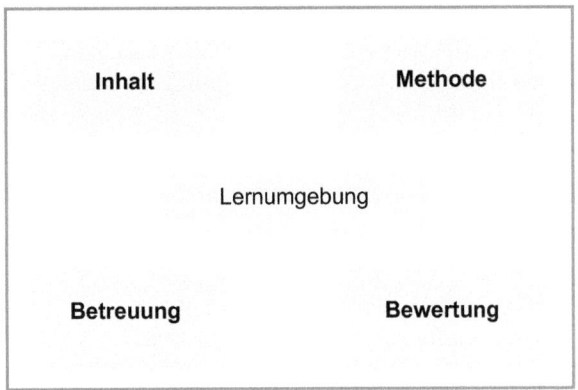

Abb. 3.3 Die Praxisanleitung als Lernumgebung. (Eigene Darstellung)

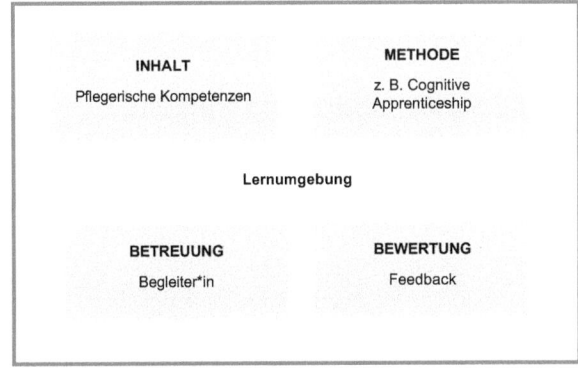

sich dann die Rolle der*des Lehrende*n und ihre*seine **Betreuung**. Passend zum didaktischen Modell können die Betreuer*innen hier die Rolle von Coaches, Begleiter*innen oder auch Instruktor*innen einnehmen. In jeder Lernumgebung findet auch eine Form der **Bewertung** statt. Ziel der Lernumgebung ist es festzustellen, ob die Lernenden die Lernziele erreicht haben. Die Bewertung muss dabei dem Inhalt (Kompetenzen oder prozedurales Wissen) wie auch dem didaktischen Modell angepasst sein. Es sollte möglichst so geprüft werden, wie auch gelernt wurde. Abb. 3.2 zeigt die Merkmale und Bestandteile einer Lernumgebung.

Praxisanleitungen sind Lernumgebungen (s. Abb. 3.3). Sie müssen geplant und strukturiert durchgeführt werden. In den jeweiligen Praxisanleitungen wollen Praxisanleitende Lernenden (in diesem Fall Auszubildenden oder Studierenden in der Pflege) Inhalte vermitteln. Die **Inhalte** korrespondieren mit dem Ausbildungsstand und werden vorab im Ausbildungsplan und gemeinsam mit den beruflichen Schulen festgelegt. Die Lernziele beziehen sich meistens auf Kompetenzen hinsichtlich der Ausführung von pflegerischen Interventionen. Der*die Praxisanleitende wählt eine **Methode,** um die entsprechenden Inhalte zu vermitteln. Je nachdem, welche Methode oder welches didaktische Modell der*die

Praxisanleitende ausgewählt hat, fungiert er*sie als Vorbild, als Instruktor*in oder als Beobachter*in. Die Methode entscheidet also über die Art der **Betreuung** während der Praxisanleitung. In jeder Praxisanleitungssituation findet auch eine **Bewertung** statt. Diese wird in Form eines Feedbacks oder Debriefing an die Lernenden zurückgemeldet.

3.4 Entwicklung der Praxisanleitungsmethode (PAM)

Zur Entwicklung der Praxisanleitungsmethode (PAM) wurde eine empirische Studie durchgeführt. Die Erkenntnisse dieser Studie wurden mit aktuellen lerntheoretischen und pflegepädagogischen Erkenntnissen kombiniert, um als Ergebnis eine praxisnutzbare, schrittweise Anleitung zur Gestaltung von Praxisanleitungen zu präsentieren. Die empirische Studie, welche die Basis zur Entwicklung der Praxisanleitungsmethode darstellt, soll im Folgenden beschrieben werden.

3.4.1 Studiendesign und Methode

Zur Entwicklung der Praxisanleitungsmethode wurde eine wissenschaftliche Beobachtungsstudie durchgeführt. Es wurde ein qualitatives Forschungsdesign entwickelt, das die Methode der passiv teilnehmenden Beobachtung nutzt. Hierzu wurden 40 Praxisanleitungen passiv teilnehmend beobachtet. In der Studie wurden unterschiedliche Praxisanleitungen beobachtet, die auf den Erwerb unterschiedlicher Kompetenzen abzielten. Ziel der Studie war es, die gemeinsamen Elemente in Bezug auf die Praxisanleitung als Lernumgebung zu ermitteln. Der*die passiv teilnehmende Beobachter*in notierte in einem vorab entwickelten Beobachtungsbogen die für die Lernsituation relevanten Merkmale. Die Teilnahme an der Studie war freiwillig, und die Daten wurden anonymisiert erhoben. Es wurden keine Daten zu Patient*innen oder anderen medizinischen Inhalten erhoben. Die Studie wurde vorab durch eine Ethikkommission als ethisch unbedenklich eingeschätzt. Tab. 3.1 zeigt Beispiele für die Inhalte der beobachteten Praxisanleitungen.

Tab. 3.1 Beispiele für Inhalte der Praxisanleitungssituationen

1	Unterstützende Teil- bzw. Ganzkörperpflege bei drei Bewohner*innen
7	Verbandswechsel
12	Blutzuckerkontrollen
9	Subkutane Injektionen
32	Antibiose-Vorbereitungen
27	Transfer

> **Exkurs zu Forschungsmethoden**
> **Was ist qualitative Forschung?**
> Qualitative Forschung gilt als theorieentdeckende Forschungslogik. Dabei geht es vor allem darum, ein Sinnverständnis herzustellen, in dem Symbole (sprachliche oder nicht sprachliche) der sozialen Wirklichkeit rekonstruiert und gedeutet werden sollen.
> **Was ist eine teilnehmende Beobachtung?**
> Die Beobachtung als wissenschaftliche Methode erfolgt unter Festlegung von Zielen und Systematik in der Regel als Bestandteil empirischer Forschung. Bei der teilnehmenden Beobachtung nehmen die Forschenden eine aktive Rolle ein und beobachten das soziale Geschehen, indem sie daran partizipieren und auch mit den beobachteten Menschen in Kontakt treten. (Döring & Bortz, 2016)

Die Analyse der Beobachtungen erfolgte mittels einer qualitativen Inhaltsanalyse. Hierfür wurden die Beobachtungen transkribiert und in Bezug auf Übereinstimmungen miteinander verglichen. Es kristallisierten sich so übergeordnete Kategorien heraus, die von den Praxisanleitenden als relevant angesehen wurden.

> **Was ist eine qualitative Inhaltsanalyse?**
> Die qualitative Inhaltsanalyse will mithilfe einer schrittweisen Codierung (induktives oder deduktives Vorgehen) die Bedeutung von Dokumenten oder Inhalten analysieren. Mittels vorab festgelegter Sinneinheiten oder Codes werden übergeordnete Kategorien entwickelt, die eine Einordnung und Vergleichbarkeit der Bedeutungen der analysierten Einheiten ermöglichen. (Döring & Bortz, 2016)

Basierend auf den Ergebnissen der wissenschaftlichen Studie und dem Cognitive Apprenticeship Model wie auch den Grundannahmen zur Gestaltung von Lernumgebungen wurde die Praxisanleitungsmethode entwickelt.

3.5 Aufbau der Praxisanleitungsmethode (PAM)

3.5.1 Teilschritte der PAM

Im Folgenden werden die einzelnen Teilschritte der PAM erläutert und beschrieben. Die Methode umfasst sowohl die Planung der Praxisanleitungssituation als auch die Durchführung. Besonderer Fokus liegt hier auf den didaktischen und pädagogischen Entscheidungen und Handlungen, mit deren Hilfe die Praxisanleitungssituationen als Lernsituationen erfolgreich gestaltet werden können. Tab. 3.2 und Abb. 3.4 zeigen einen Überblick über die Schritte der Praxisanleitungsmethode (siehe auch Online-Materialien zu Kap. 3).

Tab. 3.2 Überblick über die Schritte der Praxisanleitungsmethode

Planung		
	Rahmenbedingungen und Vorgaben	
	Organisatorische Planung	
	Didaktische Planung	Formulierung von Lernzielen
Durchführung		
	Vorbereiten	Vorgespräch
	Vormachen und Beobachten	Lautes Denken
	Eigenständiges Üben	
	Betreuen	
	Reflexion	
	Exploration	
Nachbereitung		
	Bewerten	Feedback

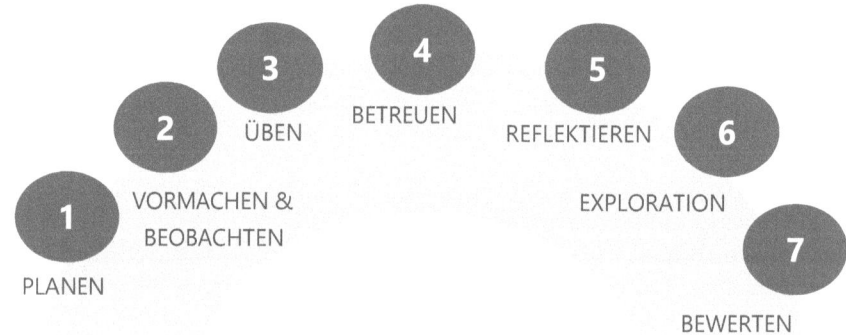

Abb. 3.4 Die Praxisanleitungsmethode

3.5.2 Planung

Rahmenbedingungen und Vorgaben

Wie bereits in Abschn. 2.3 (Begriffsbestimmung Praxisanleitung) dargestellt, ist die Praxisanleitung ein wichtiger Teil der pflegerischen Ausbildung. Daher gibt es in der Regel Vorgaben zur zeitlichen und inhaltlichen Struktur der Praxisanleitung. Diese werden von der jeweiligen Einrichtung oder dem Träger der theoretischen Ausbildung (berufliche Schulen, Hochschulen) festgelegt. Bevor also eine Praxisanleitung organisatorisch und didaktisch geplant werden kann, sollten diese Vorgaben bekannt sein.

> **Welche Vorgaben sind zu beachten?**
> - Rahmenlehrpläne der generalistischen Ausbildung zur/zum Pflegefachmann/Pflegefachfrau
> - Unterlagen/Materialien des jeweiligen Trägers der theoretischen Ausbildung
> - Schulische Arbeitspläne und Lernstandserhebungen

> **Welche Fragen sind hilfreich?**
> - Wie viele Stunden soll die Praxisanleitung umfassen?
> - Welche Inhalte sollen/müssen in der Praxisanleitungssituation behandelt werden?
> - Welche Räume oder Materialien können für die Praxisanleitung genutzt werden?

Organisatorische und didaktische Planung
Der Planung der Praxisanleitungssituation kommt eine besondere Bedeutung zu. Wenn Praxisanleitungssituationen als erfolgreiche Lernumgebungen gestaltet werden sollen, dann ist die Planung essenziell. Dabei wird in der Praxisanleitungsmethode zwischen der organisatorischen und der didaktischen Planung unterschieden. Während sich die organisatorische Planung vor allem auf die Rahmenbedingungen konzentriert, ist es in der didaktischen Planung notwendig, alle für ein gelingendes Lernen relevanten pädagogischen Entscheidungen zu treffen.

Abgestimmt auf die Auswahl des Inhalts der Praxisanleitung geht es in der organisatorischen Planung vor allem darum, die Rahmenbedingungen dafür festzulegen und entsprechend umzusetzen. Es müssen unter anderem folgende grundlegende Entscheidungen getroffen werden:

- Praxisanleitung mit realen Patient*innen oder Praxisanleitung im Skills Lab?
- Auswahl von Patient*innen oder Entwicklung von Fallbeispielen?
- Zeitliche Planung

Praxisanleitende planen Praxisanleitungssituationen mit dem Ziel, eine langfristige Kompetenzentwicklung bei den Lernenden zu unterstützen.

Die Frage, die sich Praxisanleitende zur didaktischen Planung stellen sollten, ist nicht, welches Thema die Praxisanleitung haben sollte, sondern vielmehr, welche Kompetenzen die Lernenden am Ende der Praxisanleitung erlangt haben sollen.

Wie auch in Kap. 1 dargestellt, sind Kompetenzen die „bei Individuen verfügbaren oder durch sie erlernbaren kognitiven Fähigkeiten und Fertigkeiten, um bestimmte Probleme zu lösen, sowie die damit verbundenen motivationalen, volitionalen und sozialen Bereitschaften und Fähigkeiten, um die Problemlösung in variablen Situationen erfolgreich und verantwortungsvoll zu nutzen" (Weinert, 2001, S. 27).

Diese Kompetenzen können im Rahmen unterschiedlicher Praxisanleitungssituationen mit unterschiedlichen Themen erworben werden. Im Mittelpunkt stehen somit eine Kompetenz und die Frage, wie Lernende unterstützt werden können, diese Kompetenz zu erreichen.

> **Beispiel Kommunikationskompetenz**
>
> Die kommunikativen Fähigkeiten von Auszubildenden in der Pflege zu erweitern, kann Ziel einer Praxisanleitung sein. Dieses Ziel kann in einer Praxisanleitungssituation zur Ganzkörperpflege genauso wie in einer Praxisanleitungssituation mit dem Thema Beratung erreicht werden. ◄

> **Hilfreiche Fragen zur didaktischen Planung**
> - Was sollen die Lernenden nach der geplanten Praxisanleitung können (Wissen, Fähigkeiten, Einstellungen)?
> - Wie kann eine Praxisanleitungssituation geschaffen werden, die die Lernenden unterstützt, diese Kompetenz zu erreichen?
> - Wie kann eine Bewertung/Prüfung stattfinden, die diese Kompetenz misst?

Formulierung von Lernzielen

Lernziele beschreiben in der Regel die Kompetenzen (Wissen, Fertigkeiten und Einstellungen), die durch die Teilnahme an einer Lernsituation von Lernenden erworben werden sollen (Mulder & Messmann 2007). Diese Lernziele ergeben sich aus den Bedarfen der Lernenden und aus den Bedarfen der Ausbildungsstruktur. Im Allgemeinen werden vor Beginn der Ausbildung Grob- und Richtziele für die Ausbildungszeit festgelegt. Es bleibt aber essenziell, dass auch für die jeweilige Anleitungssituation Lernziele formuliert werden. Lernziele bezeichnen ein Ziel, das in der Regel durch den*die Anleitende formuliert und dem*der Lernenden entsprechend kommuniziert wird. Insbesondere bei der Besprechung von Lernzielen können Lernende auch eigene Erwartungen an ihre Leistung formulieren und so selbstreflexive Momente erlernen.

Denn Lernziele erfüllen unterschiedliche Funktionen. Zum einen begrenzen Lernziele den Inhalt der jeweiligen Lernsituation, geben den Lernenden und dem*der Anleitenden aber auch Orientierung. Mit der Formulierung und Offenlegung der Lernziele sollte für alle an der Anleitung Beteiligten klar sein, was in der Situation gefordert wird. Insbesondere für die abschließende Bewertung und das Feedback im Anschluss an die Anleitungssituation sind Lernziele von großer Bedeutung. Sie erleichtern dem*der Anleitenden die Feststellung des Lernergebnisses, da die Lernziele als klare Kriterien fungieren können. Wenn also von Beginn an klar ist, was erreicht werden soll, fällt es leichter zu beurteilen, was erreicht wurde, und es ist auch leichter nachzuvollziehen, wie es zu der jeweiligen Einschätzung der Leistung gekommen ist.

Damit Lernziele auch ihre Funktion erfüllen können, müssen sie möglichst präzise und eindeutig formuliert werden. Im Lernziel sollte daher möglichst konkret erläutert werden, welche Komponenten (insbesondere des beobachtbaren Verhaltens) von dem*der Lernenden gezeigt werden sollen. Weiter hilft es, Lernziele aktiv zu formulieren und in der Formulierung aus Perspektive des*der Lernenden zu sprechen.

3.5.3 Durchführung der Anleitung

Vorbereiten der Anleitung
Jede Praxisanleitungssituation beginnt mit einem Vorgespräch. In diesem Vorgespräch sollten dem*der Lernenden die für die Praxisanleitung notwendigen Informationen bereitgestellt werden. Diese können sich sowohl auf pflegerisch relevante Informationen beziehen als auch auf die für die Lernsituation notwendigen Annahmen.

Wichtig ist, dass der*die Lernende vor der Praxisanleitung weiß,

- was für eine Art Lernsituation ihn*sie erwartet (Simulation, Patient*innenkontakt),
- welches Themengebiet hauptsächlich fokussiert wird,
- welche Lernziele für die Praxisanleitung formuliert wurden,
- welche Form der Aktion (aktives Handeln, Beobachten) von ihm*ihr erwartet wird,
- welchen geplanten zeitlichen Umfang die Praxisanleitungssituation umfasst und
- mit welchen darauffolgenden Aktionen (Feedbackgespräch) zu rechnen ist.

Vormachen und Beobachten der geplanten Pflegeintervention
Die Beobachtung ist Grundelement der Praxisanleitung. Als wissenschaftliche Methode wurde sie zur Entwicklung der Praxisanleitungsmethode eingesetzt. In dieser Methode ist es zunächst vor allem Aufgabe des*der Praxisanleitenden, dem*der Auszubildenden die Möglichkeit zur Beobachtung zu geben. Die Beobachtung des Handelns von Expert*innen ist eine wichtige Lernmethode.

In der Praxisanleitungsmethode geht es in diesem Schritt also darum, dass der*die **Praxisanleitende eine spezifische pflegerische Intervention vormacht**. Von Vormachen oder Modelling spricht man dann, wenn die*der Praxisanleitende eine spezifische pflegerische Intervention ausführt und der*die Lernende die Ausführung beobachtet. Der*die Praxisanleitende erläutert dabei die einzelnen Schritte der Ausführung unterstützend verbal. Dies kann in einer dafür gesondert geschaffenen Lernsituation geschehen, aber auch beiläufig, während die*der Anleitende die gestellten Arbeitsaufgaben erledigt. Der*die Lernende beobachtet die Ausführung des*der Praxisanleitenden und sieht dabei den prototypischen Ablauf. Besonders wichtig ist dabei, dass der*die Praxisanleitende die Schritte der Ausführung explizit benennt und die Methode des „Lauten Denkens" Anwendung findet.

In Anlehnung an das Cognitive Apprenticeship Model entspricht dieser Schritt dem „Modeling". Hier geht es um die Demonstration der einzelnen Teilschritte eines Handlungsprozesses und um die Darlegung der damit verbundenen kognitiven Prozesse. Dieses Vormachen ist integriert in die regulären Arbeitsabläufe oder extrahiert in Form einer Praxisanleitungssituation.

> **Exkurs zur Methode des „Lauten Denkens"**
> Die Methode des „Lauten Denkens" beschreibt die Verbalisierung von Denkvorgängen und -prozessen, die notwendig sind, um bestimmte Aufgaben auszuführen. Es geht also darum, dass ein*e Akteur*in seine*ihre kognitiven Prozesse für Beobachtende erläutert und so Einblick in die Entscheidungsprozesse und Fragestellungen gibt, mit denen sich der*die Akteur*in während der Ausführung beschäftigt. Diese Methode ermöglicht aber auch, Einblicke in Handlungsintentionen und Gefühle des*der Akteur*in zu erhalten (Konrad, 2020).

Eigenständiges Üben
Die Praxisanleitung soll den Lernenden anschließend die Möglichkeit geben, pflegerische Interventionen selbstständig durchzuführen. Der*die Praxisanleitende überlässt nun dem*der Lernenden die aktive Handlungsposition. Der*die Anleitende hält sich im Hintergrund, beobachtet und unterstützt. Im Cognitive Apprenticeship Model entspricht dieser Schritt dem Coaching. Es geht darum, den Lernenden die Möglichkeit zu geben, aktiv zu handeln und in diesem Handeln begleitet zu werden. Der*die Praxisanleitende gibt nach der Durchführung einer Handlung Feedback.

Betreuen
Im gesamten Prozess der Praxisanleitung betreut der*die Praxisanleitende die Lernenden. Dabei soll mit dem Begriff der Betreuung herausgestellt werden, dass der*die Praxisanleitende im Verlauf der Praxisanleitung die Betreuung in unterschiedlichem Maße und in unterschiedlicher Form darbieten kann.

Das unterschiedliche Maß bezeichnet hier ein langsames und dem Lernprozess angepasstes Zurücknehmen der Betreuung. Während am Anfang einer Praxisanleitung der*die Praxisanleitende noch die gesamte Handlungsausführung selbst übernimmt, gibt sie*er sukzessive Teilschritte an den Lernenden oder die Lernende ab. Während hier am Anfang die Lernenden noch intensiv bei der Ausführung gecoacht werden, nimmt sich die*der Praxisanleitende immer mehr aus dem aktiven Handlungsgeschehen heraus und wird mehr und mehr zum Beobachtenden. Dieser Teilschritt entspricht dem Bereich des *Scaffolding* aus dem Cognitive Apprenticeship Model.

Weitere Formen der Betreuung können zum Beispiel auch eine Überprüfung des Wissensstands bei den Lernenden sein, vertiefende Fragen zum Lerngegenstand oder die kurze Darbietung eines theoretischen Inputs.

> **Exkurs aus der aktuellen Forschung – Was ist den Auszubildenden an der Praxisanleitung wichtig?**
> Eine Studie von Hane et al. (2022) zeigt die Perspektive Auszubildender auf die Praxisanleitung. Es wird ersichtlich, dass diesen insbesondere der Lerngegenstand wichtig ist. Dabei geht es vorrangig nicht um die Auswahl des Lerngegenstands, sondern vielmehr um die Transparenz in Bezug auf den Lerngegenstand. Den Auszubildenden hilft es beim Erlernen neuer Inhalte

enorm, wenn sie genau wissen, was das Ziel der Anleitung ist. Auch die Auszubildenden stellen die Bedeutung des*der Praxisanleitenden heraus. Es ist klar, dass der*die Praxisanleitende die Anleitung gestaltet und leitet. Sie*er kann aber darüber hinaus noch mehr als Wissen und Fähigkeiten vermitteln. Spaß, Freude, Motivation und eine positive Einstellung zur Arbeit mit den Patient*innen werden ebenso in der Praxisanleitung gezeigt. Der*die Praxisanleitende dient als Vorbild oder „Role Model" und gibt den Auszubildenden eine Idee, wie eine Pflegekraft sein kann oder sollte.

Reflexion
Reflexion ist ein grundlegender und notwendiger Teilbereich des Lernens. Zum einen wird durch Reflexion Lernen überhaupt erst ermöglicht und zum anderen kann Reflexion auch als eine Lernhandlung angesehen werden. Durch Reflexion können unterschiedliche Kompetenzen entwickelt werden, die sowohl Reflektieren ermöglichen oder erleichtern (z. B. Reflexionskompetenz) als auch eine Weiterentwicklung oder Aneignung von fachlichen und persönlichen Kompetenzen fördern.

John Dewey geht in seinen Annahmen zum forschenden Lernen davon aus, dass Lernen an echten Problemen und in realen Situationen – wie etwa in der Praxisanleitungssituation – für Lernende eine Möglichkeit darstellt, primäre Erfahrungen zu machen und diese durch Reflexion in sekundäre Erfahrungen umzudeuten. Durch eine Reflexion wird es Lernenden möglich, die gemachten Erfahrungen zu generalisieren und auf andere Situationen zu übertragen (Hilzensauer, 2008).

Die Praxisanleitungssituation bietet Möglichkeiten, unterschiedliche Reflexionprozesse anzuregen. Zum einen kann über das Lernen und den Lernprozess in der Praxisanleitungssituation, zum anderen aber auch über den Inhalt der Praxisanleitungssituation reflektiert werden. Als Inhalt kann hier die pflegerische Intervention, also die Handlung, verstanden werden, die der*die Lernende während der Anleitungssituation ausgeführt hat.

Mögliche Fragen, die hilfreich sein können, um über den Lernprozess in der Praxisanleitungssituation zu reflektieren, sind folgende:

- Konntest Du Dein/Konnten Sie Ihr Lernziel erreichen?
- Konntest Du/Konnten Sie in der Anleitungssituation alles verstehen/nachvollziehen?
- Was hätte Dir/Was hat Dir/Was hat Ihnen/Was hätte Ihnen geholfen, um noch mehr aus der Situation lernen zu können?

Mögliche Fragen, die hilfreich sein können, um über den Inhalt in der Praxisanleitungssituation zu reflektieren, sind folgende:

- Wie schätzt Du/Wie schätzen Sie (z. B. mit Schulnoten) die Ausführung der Intervention ein?
- Was ist Dir/Was ist Ihnen gut gelungen?
- An was möchtest Du/An was möchten Sie noch arbeiten?

Exploration
Als Exploration werden die Prozesse beschrieben, in denen es dem*der Lernenden gelingt, die Ergebnisse der Reflexion und des eigenen Lernens zu verbalisieren. Durch die Praxisanleitung und den Reflexionsprozess darüber kann es dem*der Lernenden gelingen, neue Ideen zu entwickeln und das eigene Handeln aus einer anderen Perspektive zu betrachten.

3.5.4 Nachbereitung

Bewerten
Wie bereits in Abschn. 3.2 beschrieben, stellt die Praxisanleitungssituation eine Lernumgebung dar, die sich auch durch das Merkmal der Bewertung auszeichnet. Praxisanleitungssituationen dienen also auch dazu, den Lern- oder Fertigkeitsstand eines*einer Lernenden festzustellen und entsprechend an den*die Lernende rückzumelden. Im Folgenden soll deshalb auf die Themen "Bewertung" und "Feedback" eingegangen werden.

Bewertungen dienen der Erfassung und dem Vergleich von Leistungen mit einem Bewertungsmaßstab. Durch die Bewertung werden Gesamtleistungen in einzelne, voneinander extrahierbare Teilleistungen zerlegt, die sich dann durch Punkte oder Noten erfassen und messen lassen.

Wenn Bewertungen objektiv gemessen und sinnvoll rückgemeldet werden, können sie dazu beitragen,

- die Fähigkeit zur Selbst- und Fremdeinschätzung beim Lernen zu erweitern;
- falsche Lern- und Arbeitsleistungen zu korrigieren;
- Lerndefizite zu erfassen und daraus Entwicklungsmöglichkeiten abzuleiten;
- die Motivation des*der Lernenden zu steigern (Ingenkamp & Lissmann, 2008; Thomann, 2008).

Die wesentliche Funktion der Beurteilung ist es, den Ist-Zustand einer Leistung oder Kompetenz im Vergleich mit Sollbereichen zu analysieren. Auf Basis dieses Vergleichs lassen sich Feedbacks formulieren und rückmelden. Die Rückmeldung kann dann der Ausgangspunkt für Veränderungen sein.

Kompetenzen zu beurteilen, ist eine besondere Herausforderung, der insbesondere im Bereich der Praxisanleitung Aufmerksamkeit geschenkt werden sollte. Was unter Kompetenzen zu verstehen ist und inwiefern diese unterschieden werden können, wurde in Kap. 1 dargestellt. Für die Kompetenzerfassung lässt sich feststellen, dass im Bereich der Pflegeausbildung vor allem Fach- und Methodenkompetenzen gemessen werden, wenig aber ein ganzheitlicher Blick genutzt wird. Kompetenzen sind nicht immer direkt beobachtbar und bedingen sich auch gegenseitig. In Kap. 2 ist ein Vorschlag für die Kompetenzfeststellung von Praxisanleitenden beschrieben.

Um Kompetenzen vergleichbar erfassen zu können, müssen Bewertungskriterien entwickelt werden. Diese leiten sich aus den am Anfang der Praxisanleitungssituation festgelegten Lernzielen ab, was wiederum deren Bedeutung unterstreicht.

Bewertungskriterien müssen, wie alle anderen Messungen, den folgenden Gütekriterien entsprechen.

Die Objektivität gibt an, inwieweit ein Ergebnis unabhängig von der*dem Untersuchenden entstanden ist. Sie ist ein Anspruch, der sowohl bei der Entwicklung von Instrumenten zur Beurteilung als auch beim Einsatz dieser Instrumente sowie bei der Auswertung der Ergebnisse und ihrer Interpretation von Bedeutung ist.

Beispiel: Unterschiedliche Prüfer*innen kommen bei der Beurteilung eines zu Beurteilenden bei der gleichen Aufgabenstellung unter vergleichbaren Bedingungen zum gleichen Ergebnis.

Die **Reliabilität** beschreibt die Zuverlässigkeit eines Messverfahrens. Bei einem wiederholten Einsatz sollte das Messinstrument in einer vergleichbaren Beurteilungssituation sicherstellen, dass die Beurteilenden zu einem vergleichbaren Ergebnis kommen.

Beispiel: Eine Lernende füllt zwei Tests zur Feststellung ihres theoretischen Wissens in einem bestimmten Bereich aus. Beide Tests sollten zum gleichen Ergebnis führen.

Mit der **Validität** wird das Ausmaß beschrieben, mit dem ein Test misst, was er zu messen vorgibt. Hier ist zu unterscheiden, ob Kompetenzen, Merkmale oder Verhalten in einer Beurteilungssituation gemessen werden sollen.

Beispiel: Ein Test misst Wissen und nicht Kreativität bei der Antworterstellung.

Feedback

Ein Feedback ist ein essenzieller Bestandteil des Lernprozesses. Unter Feedback versteht man die Weitergabe von Informationen an Auszubildende oder Lernende mit dem Ziel, deren Leistung oder Handeln zu verbessern oder zu verändern (Van den Berg et al., 2006). Die Informationen, die den Lernenden durch das Feedback zur Verfügung gestellt werden, sollten sich insbesondere auf das Erreichen der Lernziele beziehen und verdeutlichen, wo Unterschiede im beobachteten Verhalten und dem Verhalten, welches als Standard erwünscht ist, zu sehen sind.

Wenn ein Feedback genau diese Unterschiede deutlich macht, kann es den Lernenden in vielerlei Hinsicht helfen:

- Es kann eine Information zur eigenen Entwicklung und zum eigenen Fortschritt darstellen.
- Es kann Informationen geben, was genau im eigenen Handeln oder Verhalten verbessert werden muss.
- Es kann Lernende motivieren, sich intensiver in Lernprozessen zu engagieren.

Damit diese positiven Effekte durch ein Feedback erzielt werden können, sollte es folgende Merkmale aufweisen:

- Ein Feedbackgespräch sollte geplant werden. Das bezieht sich auf die Zeit, den Ort und die Anwesenden.
- Das Feedback sollte beschreibend sein.

- Ein Feedback sollte sich auf Verhaltensweisen und Handlungen beziehen und nicht auf die Persönlichkeit oder persönliche Merkmale.
- Es sollte eindeutig und spezifisch sein.
- Das Feedback sollte ehrlich sein.

Ein Feedbackmodell, das insbesondere im Bereich der Pflege und Medizin zur Anwendung kommt, beschreiben Van den Berg et al. (2006) in Anlehnung an Pendleton et al. (1984). Hierbei bezeichnen sie dessen Struktur, Format und Inhalt als relevant für das Gelingen von Feedback.

Bestandteile von Feedbacks
- Struktur
  - Wichtig ist der geeignete Zeitpunkt für ein Feedbackgespräch. Im besten Fall findet das Feedbackgespräch im Anschluss an die Praxisanleitungssituation statt.
  - Das Ziel des Feedbackgesprächs sollte für alle Beteiligten vom Beginn des Gesprächs an klar sein.
  - Das Feedback sollte kompetenzorientiert gestaltet sein. Dies beinhaltet, dass es eine Rückmeldung zu Verhalten, Einstellungen und Wissen gibt.
- Format
  - Im Feedbackgespräch sollte der*die Lernende die Möglichkeit erhalten, sich selbst einzuschätzen und eine Einschätzung des*der Praxisanleitenden zu bekommen. Daran sollte sich die gemeinsame Entwicklung von konkreten Schritten anschließen, die umgesetzt werden sollen, damit die im Feedback angesprochenen Entwicklungsziele erreicht werden.
- Inhalt
  - Im Feedbackgespräch sollten Lernende die Möglichkeit bekommen, sich selbst Entwicklungsziele zu setzen.
  - Der*die Praxisanleitende sollte dem*der Lernenden das Verhalten möglichst genau und anhand konkreter, beobachteter Beispiele beschreiben.
  - Wichtige Bestandteile des Feedbackgesprächs sollten schriftlich festgehalten werden.

Literatur

Braunschweiger, C., & Köder, C. (2022). *Praxisanleitung Pflege: Lehrbuch für die Weiterbildung.* Elsevier Health Sciences.

Döring, N., & Bortz, J. (2016). *Forschungsmethoden und Evaluation.* Springer.

Hane, M., Anselmann, V., & Strupeit, S. (2022). Praxisanleitung aus der Perspektive Auszubildender. *Pflegez, 75,* 65–67. https://doi.org/10.1007/s41906-021-1186-4

Hilzensauer, W. (2008). Theoretische Zugänge und Methoden zur Reflexion des Lernens. Ein Diskussionsbeitrag. *bildungsforschung, 5*(2), 18. https://doi.org/10.25656/01:459

Ingenkamp, K. H., & Lissmann, U. (2008). *Lehrbuch der pädagogischen Diagnostik*. Beltz.

Jenert, T. (2008). Ganzheitliche Reflexion auf dem Weg zu Selbstorganisiertem Lernen. *bildungsforschung, 5*(2) http://bildungsforschung.org/index.php/bildungsforschung/article/download/76/79. Zugegriffen am 14.02.25.

Konrad, K. (2020). Lautes Denken. In *Handbuch Qualitative Forschung in der Psychologie* (Designs und Verfahren, Bd. 2, S. 373–393). Springer.

Lave, J., & Wenger, E. (1991). *Situated learning: Legitimate peripheral participation*. Cambridge university press.

Mikos, L. (2005). Teilnehmende Beobachtung. In L. Mikos & C. Wegener (Hrsg.), *Qualitative Medienforschung. Ein Handbuch* (S. 315–322). UVK.

Mulder, R. H., & Messmann, G. (2007). Innovationen in der beruflichen Bildung: Lernumgebungen und Entwicklungsstrategien. Berufsbildung in Wissenschaft und Praxis. *Im Blickpunkt – Entwicklung und Transfer, 36*(1), 28–32.

O'Brien, B. C., & Battista, A. (2020). Situated learning theory in health professions education research: A scoping review. *Advances in Health Sciences Education, 25*, 483–509. https://doi.org/10.1007/s10459-019-09900-w

Quernheim, G. (2017). *Spielend anleiten und beraten. Hilfen zur praktischen Pflegeausbildung* (5. Aufl.). Elsevier.

Schlegel, C. (Hrsg.). (2018). *OSCE – Kompetenzorientiert Prüfen in der Pflegeausbildung: Einführung und Umsetzung von OSCE-Stationen*. Springer.

Schmohl, T., & Philipp, T. (Hrsg.). (2021). *Handbuch Transdisziplinäre Didaktik*. transcript.

Van den Berg, I., Admiraal, W., & Pilot, A. (2006). Peer assessment in university teaching: evaluating seven course designs. *Assessment & Evaluation in Higher Education, 31*(1), 19–36.

Weinert, F. E. (Hrsg.). (2001). *Leistungsmessungen in Schulen – eine umstrittene Selbstverständlichkeit*. Weinheim/Basel: Beltz Verlag.

Praxisanleitung im Skills Lab

Sinika-Marie Schneider

Inhaltsverzeichnis

4.1 Skills Lab als Lernumgebung 75
4.2 Anforderungen und Gestaltungsmöglichkeiten 80
4.3 Skills Lab in der Pflege: Herausforderungen und Potenziale 88
Literatur 89

Das Berufsfeld der Pflege wurde in den letzten Jahren stark von sozialstrukturellen und demografischen Veränderungen beeinflusst, welche Auswirkungen auf die Pflege sowie die Pflegeausbildung haben. Dadurch ist die Pflegeausbildung immer mehr gefragt, sich verstärkt auf wissenschaftliche Grundlagen zu stellen und eine Verknüpfung von Theorie und Praxis zu gewährleisten. Dies fordern das Pflegeberufegesetz (PflBG) 2017 und der Deutsche Bildungsrat für Pflegeberufe (DBR) (DBR, 2017, S. 5). Lehren und Lernen sollen an unterschiedlichen Lernorten stattfinden, um eine professionelle Pflege sicherzustellen. In der Ausbildungsorganisation sowie in der curricularen Ausgestaltung müssen sich zudem gesellschaftliche und berufliche Herausforderungen widerspiegeln (DBR, 2017, S. 1 und 8). Anknüpfend an die Forderungen des DBR, setzt das Pflegeberufegesetz (PflBG), das am 1. Ja-

---

Ergänzende Information Die elektronische Version dieses Kapitels enthält Zusatzmaterial, auf das über den folgenden Link zugegriffen werden kann: [https://doi.org/10.1007/978-3-662-71127-9_4]. Die Videos lassen sich durch Anklicken des DOI-Links in der Legende einer entsprechenden Abbildung abspielen, oder indem Sie diesen Link mit der SN More Media App scannen.

S.-M. Schneider (✉)
PH Schwäbisch Gmünd, Schwäbisch Gmünd, Deutschland
E-Mail: sinika.schneider@ph-gmuend.de

© Der/die Autor(en), exklusiv lizenziert an Springer-Verlag GmbH, DE, ein Teil von Springer Nature 2025
V. Anselmann et al. (Hrsg.), *Die Praxisanleitungsmethode*,
https://doi.org/10.1007/978-3-662-71127-9_4

nuar 2020 in Kraft getreten ist, unter § 5 als Ziel der Ausbildung den Erwerb „einer umfassenden beruflichen Handlungskompetenz, die ausgerichtet sein muss auf eine selbstständige, umfassende und prozessorientierte Pflege, Beratung und Betreuung von Menschen aller Altersstufen in akut und dauerhaft stationären sowie ambulanten Pflegesituationen" fest (DBR, 2017, S. 6; vgl. auch Igl, 2018, S. 86 ff.).

Eine Vernetzung der theoretischen und praktischen Ausbildung wird somit erforderlich. Für die hochschulische Pflegeausbildung ist gesetzlich vorgeschrieben (§ 38 Abs. 3 PflBG), dass Wissen an unterschiedlichen Lernorten generiert werden soll; in der Theorie (erster Lernort), in der Praxis (zweiter Lernort) und an einem dritten Lernort (Igl, 2018, S. 221). Als dritter Lernort wird ein „klar definierter, von den anderen Lernorten abgegrenzter virtueller oder tatsächlicher Raum des beruflichen Lernens, der bewusst zwischen beiden Lernorten angesiedelt sein soll" verstanden (Landwehr, 2002, S. 44). Prädestiniert für einen solchen Lernort ist das **Skills Lab** (s. Video 4.1, Abb. 4.1), da es typische inhaltliche, methodische und strukturelle Merkmale eines dritten Lernorts aufweist (Igl, 2018, S. 221). Dadurch soll ein optimaler Lerntransfer sichergestellt werden (Abb. 4.2), d. h. das Gelernte kann unmittelbar in das berufliche Handeln übertragen werden (Landwehr, 2002, S. 46). Pflegeschulen haben die Möglichkeit, curricular einen dritten Lernort wie

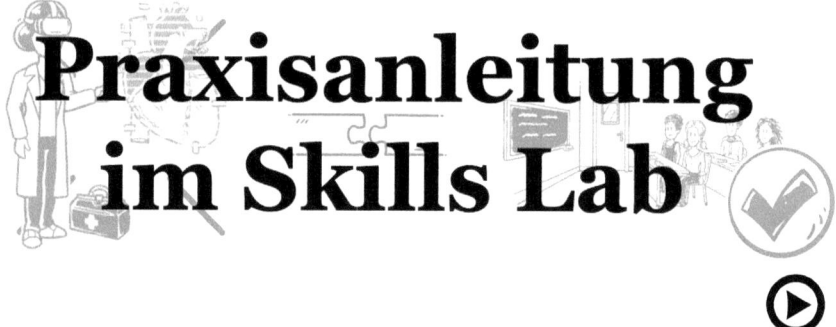

Abb. 4.1 Praxisanleitung im Skills Lab. (▶ https://doi.org/10.1007/000-e95)

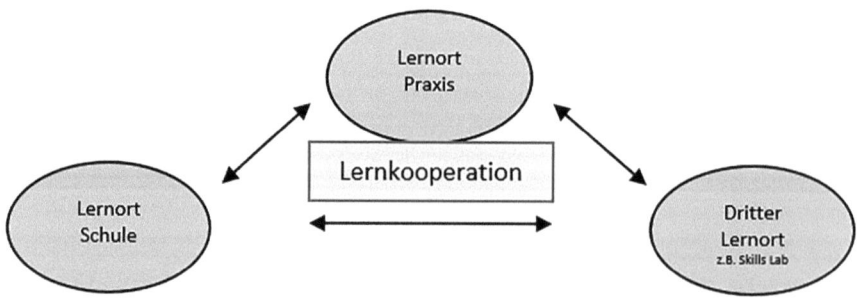

Abb. 4.2 Vernetzung der unterschiedlichen Lernorte in Anlehnung an DBR (2017, S. 8)

das Skills Lab als festen Bestandteil zu implementieren (§ 6 Abs. 2 PflBG). Diese Chance zur sinnvollen Ergänzung der praktischen Ausbildung ermöglicht zudem, sich zukunftsorientiert aufzustellen und internationalen Standards anzunähern (Igl, 2018, S. 102 ff.). Diese Anforderungen und Herausforderungen rücken die Frage der didaktischen Gestaltung der Pflegeausbildung und Lehre im Skills Lab sowie der Qualifizierung der Lehrenden in der Pflege in den Mittelpunkt. Die Vernetzung von Theorie und Praxis, welche die Gestaltung dritter Lernorte vorsieht, bringt insofern ein großes Potenzial mit sich. Gleichzeitig behält jeder Lernort seine Daseinsberechtigung.

Der Nutzen eines Skills Lab soll in den folgenden Ausführungen verdeutlicht werden. Generell lässt sich sagen, dass das Skills Lab eine wertvolle Ergänzung zur traditionellen Ausbildung darstellt und wesentlich zur Vorbereitung auf die berufliche Praxis beiträgt. Den Lernenden wird durch eine gezielte praktische Anleitung ohne Zeit- und Handlungsdruck eine Handlungssicherheit im Pflegealltag ermöglicht, die auf pflegewissenschaftlichen Erkenntnissen beruht. Durch das Einüben komplexer Situationen wird die Praxis entlastet. Durch Verknüpfung von Theorie und Praxis gelingt ein transferwirksames Lernen mit dem Ziel des Fallverstehens. Der Einbezug pflegewissenschaftlicher, evidenzbasierter Erkenntnisse in Lehr-Lern-Einheiten ist hierbei obligat. Praxisanleitungen im Skills Lab können somit die Qualität in der Pflege erheblich steigern. Sicher ist das Skills Lab noch kein Garant für eine hochwertige Ausbildung, aber es leistet einen wichtigen Beitrag zur Professionalisierung in der Pflege.

4.1 Skills Lab als Lernumgebung

Durch die Theorie-Praxis-Vernetzung nimmt das Skills Lab eine Nahtstellenfunktion ein, indem hier das in der Theorie erlernte Wissen und die in den praktischen Einsätzen erworbenen Kenntnisse und Fähigkeiten in die berufliche Praxis übertragen werden können. Dieser Transferprozess ist mit einer Reflexion der dort gewonnenen Erfahrungen verbunden (Radke, 2008, S. 145). Das primäre Ziel eines Skills Lab ist es, den Theorie-Praxis-Dialog zu fördern. Die Realitätsnähe (Fidelity), die das Skills Lab bietet, ermöglicht das Erlernen von professionellem Handeln. Dabei müssen folgende Qualitätskriterien für alle drei Lernorte berücksichtigt werden: gemeinsames pflegerisches Selbstverständnis, einheitliches Bildungsverständnis, klare Verantwortungs- und Kommunikationsstrukturen zwischen den Lernorten, ein Curriculum in Theorie und Praxis, eine Verlaufsdokumentation der erworbenen Kompetenzen an den jeweiligen Lernorten (Kompetenznachweis), ein übergreifendes Qualitätsmanagement und die Abstimmung der Ausbildungsorganisation und -koordination (DBR, 2017, S. 8).

4.1.1 Grundlegende Begriffe und Elemente

Das Skills Lab (= Lernlabor/Lernwerkstatt) ist ein hoch technologisierter Ort, der wie ein real nachgestelltes Patientenzimmer bzw. eine Pflegestation. aufgebaut ist. Die

Lernumgebung entspricht demnach der beruflichen Realität, wodurch eine lernförderliche Atmosphäre geschaffen wird. Skills bezeichnen eine Kombination von Fähigkeiten (Können und Wissen) und Fertigkeiten (routiniertes, geschicktes Handeln). Im Skills Lab können in einem geschützten Lernsetting unter möglichst realen Laborbedingungen komplexe Pflegehandlungen eingeübt und gefestigt sowie Fähigkeiten und Fertigkeiten erlernt werden (Blatter & Oberarzbacher, 2008, S. 117; DBR, 2017, S. 5 ff.).

Für das Training im Skills Lab gibt es zwei Vorgehensweisen – das Skillstraining und die Simulation. *Skillstraining oder Fertigkeitstraining* meint das Training praktischer berufsrelevanter Einzelfertigkeiten, um eine Handlungssicherheit im beruflichen Alltag zu erreichen – beispielsweise durch das Anlegen eines Kompressionsverbandes, das Ausmessen und Anziehen von Thrombosestrümpfen, die Verabreichung von Injektionen, die Versorgung von Wunden, das Ganz- und Teilkörperpflegen, also die Einübung einer Handlungskette. Dieses Lernen wird durch Handlungspläne unterstützt. Hier kann didaktisch-methodisch nach dem Cognitive Apprenticeship Model (Abb. 4.3) vorgegangen werden. Der Ausgangspunkt ist ein Fallbeispiel, das in strukturierten und nachvollziehbaren Schritten bewältigt wird. Das Fallbeispiel, die komplexe Aufgabe, umfasst eine reale oder fiktive Begebenheit, die eine Problem- und Entscheidungssituation hervorruft, welche begründet bewältigt werden muss (Hundenborn, 2007, S. 36 f.). Die Unterrichtsmethode Cognitive Apprenticeship (= kognitive Lehre) bezieht sich auf das Prinzip: Der Lehrling lernt vom Meister. Die Methode beginnt mit dem Vorführen (Modellieren). Dabei demonstriert die Lehrperson die zu erlernenden Fähigkeiten und kognitiven Prozesse, indem sie

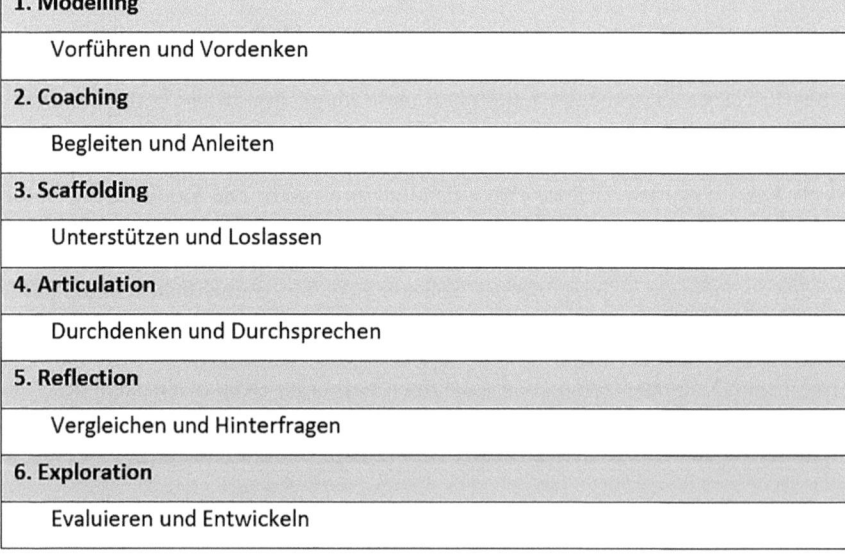

Abb. 4.3 Ablauf eines Skillstrainings nach dem Cognitive Apprenticeship Model. (Nach Ried, 2001, S. 74 ff.)

ihre Gedanken und Handlungen laut ausspricht. Dies setzt eine hohe Kompetenz und Fachwissen voraus. Das Vorgehen ermöglicht den Lernenden, die Denkprozesse und Strategien der Lehrperson besser zu verstehen und in den nächsten Schritten selbst umzusetzen. Der Lehr-Lern-Prozess orientiert sich an den Prinzipien konstruktivistischer Didaktik und kann in sechs Schritte unterteilt werden (Abb. 4.3) (Lauber, 2016, S. 79; Ried, 2001, S. 74 ff.).

Bei *Simulationen* handelt es sich um ein Training von komplexen pflegerischen Handlungen in realistisch nachgebildeten Praxissituationen. Dies sind insbesondere pflegerische Handlungen mit komplexen Anforderungen an Kommunikation und Interaktion mit den Patient*innen. Eine Simulation zielt somit – im Unterschied zum Skillstraining – weniger auf das Einstudieren eines Ablaufschemas ab (Abb. 4.4). Die Situationen können beispielsweise Anleitungen eines Patienten zur subkutanen Injektion, die Gestaltung des Aufnahmegesprächs, der Erstkontakt mit dem Patienten, das Gespräch mit einer Patientin über ein Tabuthema oder v. a. die Patientenedukation sein (Lauber, 2016, S. 80 f.).

Das Skills Lab zielt auf das Erlernen von pflegerischen Fertigkeiten an Low- bzw. High-Fidelity-Simulatoren oder Simulationspatient*innen (Schauspieler*innen) in realitätsgetreu gestalteten Patientenzimmern ab. Simulationspatient*innen sind geschulte Personen, die entsprechend den Lernzielen auf die Aktionen der Lernenden reagieren sollen, sodass die Lernenden eine unmittelbare Reaktion auf ihr Handeln erhalten (Blatter & Oberarzbacher, 2008, S. 113 u. 118). Das Einüben von Fertigkeiten kann an hochmodernen Übungsmodellen (= Simulatoren) trainiert werden. Dabei werden Low-Fidelity- und High-Fidelity-Simulatoren unterschieden. *Low-Fidelity-Simulatoren* sind eher schlicht gehaltene Simulationspuppen, die nur eine eingeschränkte Rückmeldung hinsichtlich Vitalparametern geben (Russo & Nickel, 2013, S. 122). Hiermit können medizinische Grundlagen eingeübt werden, wie z. B. Punktionen, Verbände anlegen, Magensonde legen oder Reanimation. *High-Fidelity-Simulatoren* hingegen können realitätsnah Vitalparameter simulieren, wie

1. Briefing der Lernenden
Arbeitsauftrag, Aufgabenstellung, Fragen klären, Kameraeinweisung
2. Briefing der Simulationspatient*innen
Rollenbeschreibung, Situationsbeschreibung, Informationen zu den Lernenden
3. Durchführung
Selbstgesteuert, ohne Lernbegleitende und Zuschauende, Situation wird gefilmt
4. Debriefing der Simulationspatient*innen
Rückmeldung zu Besonderheiten und Anmerkungen zur Rolle
5. Reflexion mit den Lernenden
Austausch mit der*dem Lernbegleitenden (Praxisanleitende, Pflegepädagog*innen), Rückmeldung, Videoanalyse

Abb. 4.4 Ablauf einer Simulation. (Nach Lauber, 2016, S. 83 f.)

beispielsweise Herztöne oder Atemgeräusche, aber auch Blutungen oder Muskeltonus (Russo & Nickel, 2013, S. 122). Es kann an menschenähnlichen Simulationspuppen unterschiedlicher Altersklassen gearbeitet und trainiert werden. So lassen sich auch komplexe Szenarien an Säuglingssimulatoren und an Erwachsenensimulatoren nachbilden.

Lehr- und Lernformen im Skills Lab sollen den Lernenden ein umfassendes Bild von pflegerischen, klinischen und zwischenmenschlichen Fähigkeiten und Handlungen vermitteln. Anschließend erhalten die Lernenden ein spezifisches und gut begründetes Feedback der Lehrperson. Durch diese Interaktion gewinnen die Lernenden Selbstvertrauen und Routine in den Arbeitsabläufen. Mit der Möglichkeit einer Videoaufnahme kann die durchgeführte Pflegesituation retrospektiv betrachtet und gemeinsam reflektiert werden. Das Ziel ist es, „durch die Simulation eine quasi-reale Situation zu schaffen, die den Studierenden die Möglichkeit gibt, in einer sicheren Atmosphäre praktische Fertigkeiten zu erproben und zu verbessern" (Ortwein & Fröhmel, 2003).

Dem Lehren und Lernen im Skills Lab liegt ein konstruktivistisches Lernverständnis zugrunde. Der lernpsychologische Ansatz des Konstruktivismus setzt auf lebenslanges, selbstgesteuertes und eigenverantwortliches Lernen. Dadurch können die Lernenden den Lernprozess selbst mitgestalten. Das Skills Lab als Lernumgebung ermöglicht ein Lernen durch Denken, Austauschen, Probieren, Diskutieren und Reflektieren (DBR, 2017, S. 8).

Beim Einüben von spezifischen praktischen Handlungsabläufen im Skills Lab nehmen die Lernenden eine aktive Position ein, indem sie ihr eigenes Lernen in weiten Teilen selbst steuern (Olbrich, 2009, S. 12). Von den Lernenden werden u. a. Motivation, selbstständige Arbeitsorganisation, die Bereitschaft, sich auf die Situation einzulassen und kritisches Beobachten erwartet (Blatter & Oberarzbacher, 2008, S. 125 f.). Die Lernenden benötigen Kompetenzen in Methoden und Verfahren, um das Fallbeispiel prozessorientiert bearbeiten zu können. Der Pflegeprozess von der Bedarfserhebung bis zur Evaluation sollte für Handlungsabläufe (Simulationen) im Skills Lab bekannt sein.

Im Skills Lab werden hauptsächlich pflegerische Einzelhandlungen trainiert und erlernt, wofür genuines Pflegewissen nötig ist. Anhand von Handlungsschemata, wie bei der Methode Cognitive Apprenticeship, können die Lernenden Sicherheit und Routine in den Pflegehandlungen erlangen. Die volle Aufmerksamkeit für eine komplexe pflegerische Einzelhandlung fördert den Lernprozess (Ertl-Schmuck & Fichtmüller, 2009, S. 97). Die Lehrperson steuert den Ablauf durch Planung, Vorbereitung, Koordination und die am Ende stehende Reflexion (Ertl-Schmuck & Fichtmüller, 2009, S. 104).

4.1.2 Lehren und Lernen im Skills Lab wissenschaftlich begründet

In den vergangenen zwei Jahrzehnten hat das simulationsbasierte Lernen an Bedeutung gewonnen. Das gezielte Einüben von pflegerelevanten Fertigkeiten in realitätsnahen, sicheren Übungsräumen ermöglicht eine Kompetenzentwicklung. Dies belegen unterschiedliche Studien im Hinblick auf Lehr-Lern-Methoden im Skills Lab. Auch wird das simulationsbasierte Lernen als ein wichtiger Bestandteil in der pflegerischen Ausbildung angesehen. Deshalb empfiehlt sich die feste Integration in den Lehrplan (Beritz & Moreno, 2022). Studien beleuchten die Wirksamkeit von Simulationen im Skills Lab und fokussieren die Perspektive der Lernenden.

Die quasi-experimentelle Studie „Evaluating the Use of Simulation with Beginning Nursing Students" zeigt auf, dass Lernen im Skills Lab über Simulationen der Vermittlung grundlegender pflegerischer Fähigkeiten dient. Bedeutend für die Effektivität einer Simulation sind die Faktoren Sicherheit, Selbstvertrauen und Zufriedenheit. Pflegeschüler*innen, so ein Ergebnis der Studie, fühlen sich bei der Teilnahme an Simulationen im Vergleich zu herkömmlichen traditionellen Demoraumübungen sicherer. Ein geringer, nicht signifikanter Unterschied besteht hinsichtlich der Zufriedenheit mit dem Lernen und der Gewinnung von Selbstvertrauen. Die Studie belegt zudem, dass Simulationen im Skills Lab für die Ausbildung von Kompetenzen notwendig sind (Alfers, 2011). Dieses Ergebnis stützt das integrative Review „High Fidelity Simulation in Nursing Education", welches die Wirksamkeit von Simulationen in der Pflegeausbildung überprüft hat. Die Datenrecherche erfolgte zwischen 2007 und 2016. Es wird belegt, dass Simulationen vielfältige Lernerfahrungen begünstigen, dem Erwerb von Fähigkeiten dienlich sind und die Entscheidungsfindung bzw. das Urteilsvermögen von Pflegeschüler*innen fördern, wodurch Patientensituationen sicher und professionell bewertet werden können. Das Lernen in einer risikofreien Umgebung und eine Nachbesprechung (Feedback) der Übungen wirkt sich auf die Qualität des Lernens und letztendlich auf eine sichere und effektive Patientenversorgung aus. Simulationen werden von den Pflegeschüler*innen als nützlich und positiv für die Realisierung von Lernzielen bewertet (D'Souza et al., 2017a).

Zusätzlich zur Wirksamkeit (Effektivität) sollte auch die Frage der Effizienz (Wirtschaftlichkeit) kritisch hinterfragt werden. Es stellt sich die Frage, ob der hohe Aufwand und die eingesetzten finanziellen Ressourcen zur Erreichung der Lernziele im Vergleich zu anderen Unterrichtsmethoden gerechtfertigt sind. Die selektive Literaturübersicht „Practical Clinical Training in Skills Labs: Theory and Practice" zeigt auf, dass der Verzicht auf Simulationen keine Einsparungen finanzieller Mittel zur Folge hat. Das wiederholte Üben in geschützten Räumen ist jedoch im Hinblick auf die Patientensicherheit und Materialnutzung bedeutend. Skillstrainings werden zunehmend Normalität in der Pflegeausbildung, und eine Ausbildung ohne simulationsbasiertes Lernen ist kaum noch vorstellbar. Doch es wird kritisch angemerkt, dass Simulationen stets als eine Ergänzung und nicht ein Ersatz zur Lehre am Patientenbett zu verstehen sein sollen (Bugaj & Nikendei, 2016).

Über ein quasi-experimentelles Design wurde in der Studie „Effectiveness of Simulation among Undergraduate Students in the Critical Care Nursing" die Wirksamkeit von Simulationen in der Intensivpflegeausbildung untersucht. Dabei standen vier Faktoren im Zentrum: das Wissen, die erbrachten Leistungen, das Selbstvertrauen und die Zufriedenheit der Lernenden. Es wurde ersichtlich, dass sich diese vier Faktoren durch Simulationen verbesserten, insbesondere im Vergleich zu traditionellen Lernformen wie über Vorlesungen (D'Souza et al., 2017b). Die systematische Literaturrecherche „Education of Student Nurses" (von 2000 bis 2016) hatte zum Ziel, Lernstrategien und -ergebnisse sowie das Lernen im Klassenzimmer vs. im Skills Lab gegenüberzustellen. Sie kam zu dem Fazit, dass Unterricht im Skills Lab als motivationsfördernd wahrgenommen wird. Kritisches und reflektiertes Denken werden durch problemorientiertes Lernen angeregt, wodurch sich ein sicheres Handeln in der klinischen Praxis einstellt (Jeppesen Haaland et al., 2017).

Auch wenn die Vorteile des Lernens im Skills Lab überwiegen, so zeigt die qualitative Studie „High fidelity simulation in nursing education: Considerations for meaningful learning" doch auf, dass mit der Lernmethode der Simulation auch negative Erfahrungen gemacht werden können. Nämlich dann, wenn die Lernenden entweder nicht ausreichend auf die Methode vorbereitet werden oder zuvor kein ausreichendes theoretisches Hintergrundwissen vermittelt wurde. Diese mangelnden Informationen führen zu einer großen Unsicherheit und Unzufriedenheit bei den Lernenden und vermindern deren Selbstvertrauen. In der Vorbereitung müssen daher emotionale, technische und theoretische Aspekte berücksichtigt werden, die den Lernenden eine Orientierung geben. Als bedeutend wird weiterhin die Nachbesprechung erwähnt, die dem Austausch von Erfahrungen und dem Einräumen von Fehlern dient. Ein konstruktives Feedback sollte klar und präzise kommuniziert werden. Wichtig ist hierbei ein vertrauensvoller und respektvoller Rahmen, in dem ein Gefühl der Sicherheit und Wertschätzung vermittelt wird. Nur so kann bei den Lernenden eine berufliche Identität ausgebildet werden (Welman & Spies, 2016).

Diese Studienergebnisse begründen somit die Daseinsberechtigung des dritten Lernorts, speziell im Format des Skills Lab, und liefern wichtige Hinweise für dessen erfolgreiche Ausgestaltung, sodass positive Lernerfahrungen gemacht werden können. Es muss zugleich betont werden, dass die alleinige Nutzung von Skills Labs nicht zum gewünschten Lernerfolg führt. Erst eine Kombination mit herkömmlichen Lernmethoden erweist sich als adäquat und Erfolg versprechend. Außerdem ist der Einbezug in die Lehrpläne bzw. die curriculare Verankerung von Beginn bis Ende der Ausbildung sinnvoll. Dabei kann auf bisherige curriculare Konzepte und bestehende Ressourcen der Pflegeschulen aufgebaut werden. Es zeigt sich also, dass Lehr-Lern-Einheiten im Skills Lab entwicklungsfördernd und lohnend für den Kompetenzerwerb der Lernenden sind und somit zum Erreichen der Ausbildungsziele dienen.

4.2 Anforderungen und Gestaltungsmöglichkeiten

Eine effektive Lehre im Skills Lab benötigt Know-how hinsichtlich der Gestaltung von Lehr-Lern-Einheiten bzw. Praxisanleitungen. Daher werden an die Lehrenden spezielle Anforderungen für ein professionelles Handeln im Skills Lab gestellt.

4.2.1 Methoden und Modelle für die Gestaltung von Lehr-Lern-Einheiten

Bei der effektiven Planung und Gestaltung von Lehr-Lern-Einheiten bzw. Praxisanleitungen im Skills Lab ist eine klare Struktur zu empfehlen, die Orientierung bietet und das Vorgehen begründet (Schewior-Popp, 2018, S. 83). Besonders die ausführliche Beschäftigung mit den Lernzielen hat den Vorteil, dass die didaktischen Planungsentscheidungen sich bewusst danach ausrichten können. Ferner ist eine systematische Herangehensweise bei der Unterrichtsplanung notwendig, sodass Lehrende und Lernende einen erfolgreichen Unterricht erleben können (Schewior-Popp, 2018, S. 90). Dabei sollten die Lehrenden bei der Planung und Gestaltung ihrer Unterrichtseinheiten die vier Basisdimensionen der Unterrichtsplanung (Abb. 4.5) berücksichtigen: die Situationsdimension (= Rahmenbedingungen und Lernvoraussetzungen), die Zieldimension (= Lernziele), die Inhaltsdimension (= Struktur der Unterrichtsinhalte) und die Methoden- und Organisationsdimension (= methodische Unterrichtsabfolge) (Schewior-Popp, 2014, S. 48 ff.).

Die Durchführung und Realisierung einer Lehr-Lern-Einheit bzw. einer Praxisanleitung im Skills Lab kann nach dem Cognitive Apprenticeship Model umgesetzt werden (Ried, 2001, S. 74 ff.). Hierbei werden die vier Basisdimensionen, die sich in der konstruktivistischen Denkweise widerspiegeln und der Kompetenzerweiterung dienen, berücksichtigt. Der Start in die Lehr-Lern-Einheit sollte mit einem Fallbeispiel/einer Fallvignette realitätsnah strukturiert sein. Dies dient vor allem dazu, die Kluft zwischen dem Abstrakten und dem Konkreten zu schmälern, wodurch das erfahrungsbasierte Lernen erleichtert und die Lernmotivation gefördert wird. Denn den Lernenden fällt es leichter, ein passendes Handeln abzuleiten, wenn sie mit einem Praxisbeispiel an eine Situation herangeführt werden (Hundenborn, 2007, S. 4 f.). Die systematische Vorgehensweise mit einem Fallbeispiel ist insbesondere für das Skillstraining geeignet. Über Transferprozesse können die theoretisch bearbeiteten Inhalte in die berufliche Praxis überführt werden.

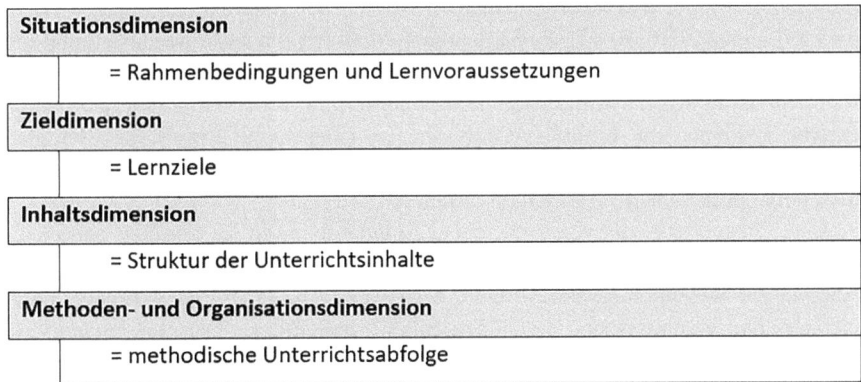

Abb. 4.5 Vier Basisdimensionen der Unterrichtsplanung. (Nach Schewior-Popp, 2014, S. 48 ff.)

4.2.2 Integration wissenschaftlicher Erkenntnisse – evidenzbasierte Pflege

Die Integration von aktuellen wissenschaftlichen Erkenntnissen in die Pflegepraxis und somit in die Lehre im Skills Lab, ist notwendig, um einen gelungenen Theorie-Praxis-Transfer zu gewährleisten. Im Skills Lab kann berufliches Handeln auf der Basis von empirischem Wissen trainiert werden. Über *Evidence-based Nursing* (EBN), deutsch: *evidenzbasierte Pflege*, kann ein professioneller pflegerischer Umgang mit Patient*innen und ihren Anliegen erfolgen. EBN bedeutet, „die Nutzung der derzeit besten wissenschaftlich belegten Erfahrungen Dritter im individuellen Arbeitsbündnis zwischen einzigartigen Pflegebedürftigen oder einzigartigem Pflegesystem und professionell Pflegenden" (Behrens & Langer, 2016, S. 25). Evidence-based Nursing (EBN) ist eine gelebte Pflegepraxis, die sich zum einen bei pflegerischen Handlungen und Entscheidungen auf wissenschaftliche Studien stützt *(externe Evidenz)* und zum anderen individuelle Bedürfnisse und Ressourcen des/der Patient*in sowie der Pflegekraft *(interne Evidenz)* mit einbezieht. Es wird demnach zwischen interner und externer Evidence unterschieden. Die *externe Evidence* umfasst nachprüfbare Beweise, Erkenntnisse wissenschaftlicher Studien oder wissenschaftlich geprüfte Erfahrungen Dritter, die beispielsweise in Datenbanken hinterlegt sind. Die *interne Evidence* stützt sich auf die praktischen Erfahrungen der Pflegenden und die individuellen Bedürfnisse und Vorstellungen von Patient*innen sowie deren Ressourcen (Behrens & Langer, 2016, S. 30).

Zur Begriffsbestimmung von *Evidence* sollte zur Klarheit noch erwähnt werden, dass das englische „evidence" nicht dieselbe Bedeutung wie das Wort „Evidenz" im Deutschen hat, auch wenn es oft gleichgesetzt wird. *Evidenz* bedeutet die Auseinandersetzung mit der reinen, „harten" Studienlage, also mit objektiven, offenkundigen Belegen. Studien werden gedeutet, ohne dabei die Rahmenbedingungen, die Patientenbedürfnisse und die eigenen Erlebnisse oder Erfahrungen zu berücksichtigen. *Evidence* bezieht sich, wie im vorherigen Abschnitt erläutert, auf ein Gesamtkonstrukt von internen (erlebter, gelernter) und externen (Studienlage) Beweisen, d. h. ein Arbeitsbündnis zwischen externer und interner Evidence, unter Berücksichtigung der individuellen Bedürfnisse und der Rahmenbedingungen (Behrens & Langer, 2016, S. 47). Es ist demnach nicht nur die Auseinandersetzung mit der Studienlage relevant, sondern darüber hinaus die eigenen Erfahrungen, die Rahmenbedingungen und die Patientenorientierung. Zusammen bilden interne und externe Evidence die Grundlage für eine evidenzbasierte Praxis, bei der Entscheidungen auf der bestmöglichen Kombination aus wissenschaftlichen Erkenntnissen und praktischen Erfahrungen basieren.

Eine Pflegepraxis, die vorgeschriebene Standards in die Tat umsetzt, ohne individuelle Bedürfnisse der Patient*innen zu berücksichtigen und ohne den Wirkungsbeleg dieser Standards zu hinterfragen, wird *eminenzbasierte Pflege* (regelgeleitet) genannt. Die Verantwortung der Pflegekraft für pflegerische Entscheidungen wird also abgegeben. Eminenzbasierte Pflege ist somit das Gegenteil von evidenzbasierter Pflege, bei welcher die Verantwortung im individuellen Arbeitsbündnis mit den einzelnen Patient*innen entscheidend ist (Behrens & Langer, 2016, S. 26).

4 Praxisanleitung im Skills Lab

Evidence-based Nursing ist nicht nur seit Florence Nightingale – die im Jahr 1860 in London den Grundstein für die moderne Pflegepraxis legte – eine Forderung der Pflege; auch das Pflegeberufegesetz (PflBG) verlangt von Pflegeschulen, die Pflegeausbildung verstärkt auf wissenschaftliche Grundlagen zu stellen (Behrens & Langer, 2016, S. 25). Laut Ausbildungsziel erfolgt Pflege „entsprechend dem allgemein anerkannten Stand pflegewissenschaftlicher, medizinischer und weiterer bezugswissenschaftlicher Erkenntnisse auf Grundlage einer professionellen Ethik" (§5 Abs. 2 PflBG) (Igl, 2018, S. 86 ff.). Mit dieser Zielformulierung wird deutlich, dass sich die wissenschaftliche Befassung mit pflegerischen Phänomenen in der Qualitätssicherung niedergeschlagen hat (Igl, 2018, S. 93). Denn es werden vertiefte Kenntnisse pflegewissenschaftlicher Grundlagen und das Ausbilden einer forschenden Haltung gefordert, um wissenschaftsbasierte Entscheidungen im Pflegeprozess treffen zu können (§ 37 PflBG) (Igl, 2018, S. 212). Dies setzt natürlich voraus, dass wissenschaftliche Grundlagen gelehrt und curricular verankert werden. Für die Lehrenden an Pflegeschulen bzw. Hochschulen und hier speziell im Skills Lab können dazu spezielle Kompetenzanforderungen zur pflegedidaktischen Vermittlung gestellt werden.

Eine evidenzbasierte Praxis verbessert Patientenergebnisse, indem forschungsbasiertes Wissen ebenso wie die klinische Anamnese und die Sichtweise von Patient*innen in die Entscheidungsfindung mit einbezogen werden (Abb. 4.6). „Health care that is evidence-based and conducted in a caring context leads to better clinical decisions and patient outcomes" (Fineout-Overholt et al., 2005, S. 335). Es ist genuin pflegerische Aufgabe, passende evidenzbasierte Maßnahmen zum aktuellen Behandlungszeitpunkt darzubieten, z. B. bei der Dekubitusprophylaxe. EBN soll die Entscheidungen und Handlungen der einzelnen Pflegekraft unterstützen und diese wissenschaftlich fundiert ergänzen. Es geht keinesfalls darum, selbst zu forschen. Ziel ist die Nutzung von Forschungswissen in der Praxis, um dadurch eine qualitativ hochwertige Pflege zu leisten.

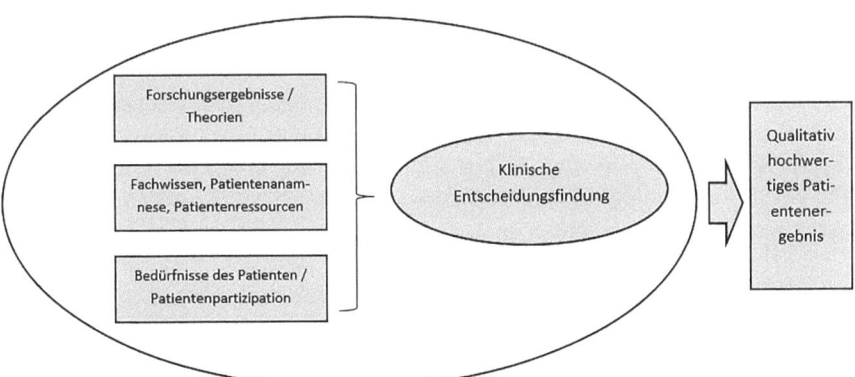

Abb. 4.6 Qualitativ hochwertiges Patientenergebnis in Anlehnung an Fineout-Overholt et al. (2005, S. 336)

Für den Wissenstransfer zwischen Theorie und Praxis ist der dritte Lernort mit dem Skills Lab als Anknüpfungspunkt von EBN prädestiniert (Landwehr, 2002, S. 66). Die Lehr-Lern-Einheiten im Skills Lab kombinieren eigene Erfahrungen, Vorwissen und die Generierung von neuem Wissen, was ein nachhaltiges Lernen ermöglicht, das zur Kompetenzentwicklung beiträgt. Das EBN verbessert dabei die Qualität der pflegerischen Versorgung. Das Skills Lab bringt die Möglichkeit mit sich, Kompetenzen und Haltungen zur Umsetzung von EBN nachhaltig zu verankern und damit auch der geforderten Wissenschaftsorientierung in der Pflegeausbildung gerecht zu werden.

4.2.3 Anforderungen an die Lernumgebung und praktische Umsetzung des Skills Lab

Die Transferleistung zwischen Theorie und Praxis benötigt Fingerspitzengefühl im didaktischen Vorgehen der Lehrenden, sodass sich das explizite und implizite Wissen der Lernenden ergänzen können. Als explizites Wissen wird das erlernte allgemeingültige Wissen durch Wissensaneignung verstanden und als implizites Wissen das individuelle alltägliche Wissen durch ein Konglomerat aus über Jahre gesammelten Erfahrungen (Goetze et al., 2002, S. 12 sowie 54; Polany, 1985, S. 121). Bei der inhaltlichen Gestaltung der Lernumgebung sollte bei der Vermittlung an das Vorwissen und die Erfahrungen der Lernenden angeknüpft und gleichzeitig neues, kognitiv herausforderndes Wissen vermittelt werden. Der Lehr-Lern-Einheit sollte ein strukturierter, motivierender und realitätsnaher Aufbau zugrunde liegen, der in der Regel mit einem Fallbeispiel bzw. einer Fallvignette startet. So kann selbstgesteuertes Lernen ermöglicht werden (Kortekamp et al., 2018, S. 278).

Zentrales Ziel der Praxisanleitung im Skills Lab ist das Herausbilden einer umfassenden beruflichen Handlungskompetenz der Lernenden, was konkrete Maßnahmen für die Kompetenzentwicklung erfordert. Alltägliche Pflegehandlungen von Pflegekräften erfordern Wissen und Können, weshalb es notwendig ist, berufsspezifische Elemente in Lehr-Lern-Einheiten bzw. Praxisanleitungen zu integrieren (DBR, 2017, S. 6; Olbrich, 2009, S. 65 f.).

Bei der Vorbereitung und Planung einer Lehr-Lern-Einheit bzw. einer Praxisanleitung sind insbesondere die didaktische Analyse und Strukturierung bedeutsam (Schewior-Popp, 2014, S. 19 ff.). So kann die gezielte Vermittlung pflegerischer Handlungskompetenzen umgesetzt werden. Denn die Lehr-Lern-Einheiten bzw. Praxisanleitungen im Skills Lab bieten den Lernenden die Möglichkeit, Kompetenzen in verschiedenen Dimensionen zu erweitern. Für die Lernenden der niedrigeren Semester steht zunächst die Vermittlung von Basiswissen, stets mit neuesten wissenschaftlichen Erkenntnissen, im Fokus. Während des Ausbildungsverlaufs erweitern die Lernenden durch die Bewältigung verschiedener Stationen ihr explizites Anwenderwissen, das im Laufe der Jahre mit Erfahrungswissen kombiniert wird. Auf der Basis praxisnaher Tätigkeiten, die im Skills Lab eingeübt werden, kann sich professionelles, d. h. regelgeleitetes, situativ-bedeutendes und reflektiertes aktivethisches Handeln entwickeln (Olbrich, 2009, S. 65 f.). Eine pflegerische

Handlungskompetenz ist demnach pflegerisches Urteilen und Handeln in realen Patientensituationen (Blatter & Oberarzbacher, 2008, S. 116). „Kompetenzen [...] sind gebunden an das Handeln in Situationen. Kompetentes Handeln zeigt sich in der Art und Weise, wie Menschen mit den Herausforderungen einer Situation umgehen" (Hundenborn, 2007, S. 207). Das Einüben praktischer Handlungen mit anschließender Reflexion und Selbstevaluation ist unabdingbar, um sich Kompetenzen aneignen zu können (Hundenborn, 2007, S. 118). Selbstreflexion bedeutet „die Fähigkeit, die Bedingungen und Folgen des eigenen Denkens und Handelns zu durchschauen, sich des Sinns und der Legitimation der eigenen Tätigkeit zu vergewissern und zu verantworten" (Ott, 2001, S. 61). Durch wiederholte Übung und berufspraktisches Training kann somit professionelles Pflegehandeln eingeübt werden.

Zum professionellen Handeln gehört jedoch nicht nur eine hohe Fertigkeit (routiniertes geschicktes Handeln), sondern gehören auch weitere Fähigkeiten, wie spezielles pflegerisches und bezugswissenschaftliches Wissen, eine ethische Verantwortungshaltung und Motivation. Das Skills Lab wird demnach erst dann zu einem Ort, an dem professionelles Pflegehandeln gelernt werden kann, wenn nicht nur ein Training von Fertigkeiten und Fähigkeiten stattfindet, sondern auch Wissen, Ethik und Reflexion berücksichtigt werden. Pflegekräfte müssen nicht nur Fertigkeiten beherrschen, sondern ebenso empathisch und verantwortungsvoll mit den Patient*innen umgehen. Das kann das Skills Lab leisten, da Lehr-Lern-Einheiten möglichst real sind und die jeweiligen Themen in einer anschließenden Besprechungsrunde auch retrospektiv reflektiert werden können (Mamerow, 2013, S. 89).

Besonders bedeutend für die Kompetenzförderung scheint die Reflexionsfähigkeit der Lernenden zu sein (Holoch, 2002, S. 110). Im Rahmen von Lehr-Lern-Einheiten haben die Lernenden die Möglichkeit zur Reflexion des eigenen Handelns. Zum einen ist dies in der direkten Übungssituation im Skills Lab und zum anderen in der anschließenden Rückschau möglich. Gegebenenfalls könnte ein geeignetes Ablaufschema zur Systematisierung des Reflexionsprozesses hilfreich sein. Generell können die Lernenden ihr fachliches Wissen, ihre Haltung, ihr Agieren in sozialen Interaktionen und ihre eigenen Handlungen reflektieren. Durch die Reflexion sollen die Lernenden befähigt werden, ihr Handeln zu überprüfen, sich partizipativ zu engagieren und ihr Wissen adäquat zu erweitern. Somit entsteht ein reeller Lerngewinn für die Lernenden.

Unabdingbar für eine effiziente Theorie-Praxis-Vernetzung durch das Skills Lab ist allerdings das Vorhandensein von personellen und zeitlichen Ressourcen. Es müssen Rahmenbedingungen, wie die räumliche Ausgestaltung, Medien oder Literatur, erfüllt sein. Ohne dieses Verfügbarsein kann keine Lehr-Lern-Einheit bzw. Praxisanleitung im Skills Lab gelingen (Radke, 2008, S. 140). Für die Einrichtung eines Skills Lab wird zunächst ein Mandat des Auftraggebers benötigt. Des Weiteren müssen geeignete Räumlichkeiten gegeben sein, die es ermöglichen, möglichst realitätsnahe Skills Labs zu gestalten. Dann kann der Fokus auf die räumliche und personelle Ausgestaltung gelegt werden. Die organisatorische Planung und curriculare Anbindung sollten bestenfalls in einer Projektgruppe erfolgen und regelmäßig angepasst sowie evaluiert werden (Lauber, 2017, S. 74 f.). Wichtig ist, dass ein Team gemeinsam ein Skills Lab konstruiert und es curricular passend verankert. Dabei sollte die generalistische Sichtweise nicht außer Acht gelassen werden.

In der pflegerischen Berufsbildung gibt es in Deutschland bislang kein einheitliches Konzept oder Patentrezept für die Einrichtung eines Skills Lab. Die Einrichtungen stellen ihre eigenen Konzepte, angelehnt an gesetzliche und individuelle Rahmenbedingungen, auf. Jede Einrichtung muss ihr eigenes passendes Skills Lab erstellen – unter Berücksichtigung von finanziellen, lokalen, personellen und räumlichen Bedingungen. Eine Orientierung kann das Simulationsnetzwerk Ausbildung und Training in der Pflege – simNAT – geben. Das Ziel von simNAT ist es, die Simulationsausbildung in der Pflege in Deutschland stärker zu verankern. Unter anderem unterstützt simNAT die wissenschaftliche Konzeptentwicklung von Training und Simulation im Skills Lab (simNAT, 2024).

Eine weitere Orientierung bietet die amerikanische Organisation INACSL (International Nursing Association for Clinical Simulation and Learning). Sie hat es sich zur Aufgabe gemacht, Simulationen im Gesundheitswesen wissenschaftlich zu bewerten und Forschung voranzutreiben. INACSL entwickelt zudem Standards und evidenzbasierte Richtlinien, um Simulationen präzise planen zu können. Des Weiteren wird der Austausch von Best Practice ermöglicht (INACSL, 2024).

4.2.4 Anforderung an die Lehrenden

Die Vermittlung von handlungsorientiertem Wissen und das Erlernen von pflegespezifischen Fähigkeiten im Skills Lab erfordert Fachwissen und eine umfassende didaktische Kompetenz, die in der Lehrerbildung oder der Praxisanleitungsweiterbildung ausgebildet werden sollte. Diese berufspädagogische Professionalität – d. h. Wissen, Können, Reflektieren – ist für Lehrende im Skills Lab aufzuweisen (Bischoff-Wanner & Reiber, 2008, S. 102 ff.). Für das didaktische Know-how sind die Lehrkräfte durch ihre akademische Ausbildung, die auf die pädagogische Professionalität des Berufsfeldes ausgerichtet sein sollte, ausreichend geschult (Bischoff-Wanner & Reiber, 2008, S. 103).

Für Praxisanleitende, d. h. speziell weitergebildete Pflegekräfte im Skills Lab, ist es notwendig, zunächst eine berufspädagogische Zusatzqualifikation zu erwerben und jährlich kontinuierliche berufspädagogische Fortbildungen nachzuweisen (§4 PflAPrV). Mit ihrer entsprechenden Fachexpertise aus der Praxis leisten die Praxisanleitenden einen wichtigen Beitrag zur Qualität der praktischen Ausbildung. Sie tragen dazu bei, das in der Theorie Gelernte mit den beruflichen Anforderungen zu verknüpfen (PflAPrV, 2018, S. 10 f. sowie 89; Igl, 2018, S. 105).

Die didaktischen und fachlichen Fähigkeiten der Lehrenden stellen eine zentrale Anforderung bezüglich des Skills Lab dar. Die Entfaltung der Komplexität von Lehr-Lern-Einheiten, die Ausdifferenzierung von Unterrichtsmethoden, die Ansprüche und Erwartungen der Lernenden an die Lehrenden oder die Zunahme der

Fülle des Stoffs und heterogener Zielgruppen machen dies nötig. Wesentlich ist aufseiten des Lehrpersonals ein breites theoretisches und evidenzbasiertes Wissen zum jeweiligen Thema, das durch praktische Erfahrungen fundiert ist. Lehrende sollten auf Fragen kompetent eingehen und sensibel mit Lernwiderständen umgehen können sowie die neuesten Pflegetechniken beherrschen. Sie benötigen Kompetenzen in Methoden und Verfahren für die jeweiligen Handlungsabläufe im Skills Lab. Wichtig ist zudem, die Lernenden in Lernprozessen zu begleiten, ihnen ein Gerüst vorzugeben und sich aus der Vermittlerposition rechtzeitig zurückzuziehen (Kortekamp et al., 2018, S. 278). Es findet ein Paradigmenwechsel der Lehrerrolle vom Lehrenden zum Lernbegleitenden im Skills Lab statt. Dafür ist es ratsam, dass die Lehrenden denselben Wissensstand und ein einheitliches Verständnis über Lehrformen im Skills Lab besitzen. Hierfür sind Schulungen nötig. Dieser Prozess kann durch externe pädagogische Begleitung unterstützt werden (Kirsten & Kagermann, 2018, S. 454).

Lehrende in der Pflege sollten auf der Basis von explizitem (wissenschaftlich belegte Erfahrungen Dritter) und implizitem (praktische eigene Erfahrungen) Wissen ein berufsspezifisches Ethos und ein professionelles Selbstverständnis entwickeln. Diese Verknüpfung des Wissens bewirkt ein professionelles Handeln im theoretischen und praktischen Unterricht und der Anleitung in der Praxis (Behrens & Langer, 2016, S. 25 ff.). Empfohlen ist bei der Methodenwahl zur Wissensvermittlung und zum Kompetenzerwerb die Einbindung der Digitalisierung. Methoden wie z. B. E-Learning können sinnvoll lernortübergreifend eingesetzt werden und einen didaktischen Mehrwert erzeugen (DBR, 2017, S. 10).

Das EBN kann als Methode angesehen werden, die professionelles Handeln von Pflegekräften ermöglichen und erweitern soll. Dazu ist es erforderlich, dass Lehrpersonen theoretisches pflegewissenschaftliches Wissen gezielt vermitteln und dieses in die Analyse und Gestaltung der Praxis einsetzen. Denn sie können es von ihrer akademischen Bildung her leisten, EBN zu unterrichten und eine forschende Haltung in Lernprozesse zu integrieren (Behrens & Langer, 2016, S. 260 f.).

Die Hattie-Studie (2009) (Hattie, 2013) liefert einige instruktive Hinweise für die Professionalisierung der Lehrenden. Durch Metaanalysen zur Unterrichtsforschung wird aufgezeigt, dass die Qualität des Unterrichts maßgeblich von der Lehrperson abhängig ist. Die Haltung der Lehrenden hat einen starken Einfluss auf den Lernerfolg der Lernenden. Weitere Faktoren, die Lernprozesse enorm unterstützen, sind eine klare Strukturierung des Unterrichts, die kognitive Aktivierung der Lernenden, ein lernförderliches, motivierendes Unterrichtsklima, eine effiziente, aktive Klassenführung und empathisches, qualifiziertes Feedback. Durch diese Kriterien werden Lernprozesse enorm unterstützt (Hattie, 2013). Die Ergebnisse der Hattie-Studie fordern dazu auf, die Professionalität der Lehrenden nicht nur an Wissen und Können festzumachen, sondern auch die Einstellungen und das eigene Selbstverständnis in den Blick zu nehmen. In der Lehrerausbildung ebenso wie in der Fort- und Weiterbildung sollte dies neben der fachlichen Entwicklung zentrales Thema sein.

4.3 Skills Lab in der Pflege: Herausforderungen und Potenziale

Das Skills Lab hat ein großes Potenzial, den Theorie-Praxis-Dialog zu fördern, wodurch er zur Professionalisierung der Pflege beitragen kann. Es bietet die Möglichkeit, das explizite und das implizite Wissen zu verbinden, sodass es in der Praxis handlungswirksam wird und ein professionelles Pflegehandeln ermöglicht. Dieser Transfer ist für die Lernenden in Bezug auf ihren Kompetenzerwerb sowie für die Förderung und Herausbildung beruflicher Identität von großer Bedeutung.

Die fachliche und praktische Expertise, die durch Praxisanleitungen im Skills Lab ausgebaut werden sollen, kann von den Lernenden im Pflegeprozess situationsadäquat eingesetzt werden. Im Pflegeprozess wird systematisch das pflegerische Handeln individuell auf die Patient*innen ausgerichtet. Das Training des pflegerischen Handelns im Skills Lab kann somit die Qualität in der Pflege erheblich steigern.

Die Gestaltung von Praxisanleitungen im Skills Lab bietet die Möglichkeit, die Kompetenzen der Lernenden zu erweitern. Das Training von Pflegesituationen in einem geschützten Raum, in dem Fehler erlaubt sind und genügend Zeit zur Reflexion gegeben ist, verbessert die Qualität der Ausbildung. Den Lernenden kann so eine kompetenzorientierte, praxisnahe und zukunftsgerichtete Ausbildung geboten werden (Radke, 2008, S. 34). Die Lehre im Skills-Lab kann daher als Zusatz zur praktischen Ausbildung am Patientenbett betrachtet werden.

Damit das Skills Lab sein Potenzial entfalten kann, ist eine entsprechende Qualifizierung der Lehrenden zentral. Denn diese entscheiden letztlich über die Qualität der Ausbildung – auch im Skills Lab. Die Entwicklung eines professionellen Selbstverständnisses mit dem Anspruch, evidenzbasiert in Theorie und Praxis zu lehren, hat einen maßgeblichen Stellenwert. Die Lehrenden müssen veränderten Anforderungen an ihre Rolle gerecht werden und benötigen daher Kompetenzen, um Lehr-Lern-Einheiten und Praxisanleitungen im Skills Lab inhaltlich, methodisch und strukturell zu gestalten und zu begleiten (Oelke & Meyer, 2014, S. 49). Dafür sind regelmäßige Fort- und Weiterbildungen empfehlenswert, die eine kontinuierliche Selbstreflexion ermöglichen und die eine Identifikation mit dem Fach und dem Beruf stärken.

Um den Theorie-Praxis-Dialog zu fördern, bedarf es zudem einer gelungenen Lernortkooperation. Hierfür müssen konzeptionelle, strukturelle und personelle Bedingungen und Voraussetzungen gegeben sein, um das Ziel einer nachhaltigen Verankerung der Lernortkooperation zu erreichen. Denn die Lernortkooperation stellt ein zentrales Element für eine gelungene Pflegeausbildung dar (Vosseler, 2015, S. 202 ff.). Die drei Lernorte dürfen demnach nicht getrennt voneinander betrachtet werden, sondern ganzheitlich als System. Sie müssen miteinander vernetzt und lernortübergreifend curricular ausgerichtet sein. Nur so kann die Pflegeausbildung den beruflichen Anforderungen sowie gesellschaftlichen und berufspolitischen Entwicklungen gerecht werden. Pflege hat einen gesellschaftlichen Auftrag, der auch in Umbruchsituationen, bei Veränderungen im Lernverständnis und bei Innovationen erfüllt werden muss.

Literatur

Alfers, C. (2011). Evaluating the use of simulation with beginning nursing students. https://www.researchgate.net/publication/49732977_Evaluating_the_Use_of_Simulation_with_Beginning_Nursing_Students. Zugegriffen am 15.09.2024

Behrens, J., & Langer, G. (2016). *Evidence based nursing and caring. Methoden und Ethik der Pflegepraxis und Versorgungsforschung – Vertrauensbildende Entzauberung der „Wissenschaft"* (4., vollst. überarb. u. erw. Aufl.). Hogrefe.

Beritz, R., & Moreno, J. (2022). Continuing education: simulation-based education in healthcare. *The Maryland Nurse*. https://www.healthecareers.com/nurse-resources/the-maryland-nurse-october-2022/simulation-based-education-in-healthcare. Zugegriffen am 9.09.2024

Bischoff-Wanner, C., & Reiber, K. (Hrsg.). (2008). *Lehrerbildung in der Pflege. Standortbestimmung, Perspektiven und Empfehlungen vor dem Hintergrund der Studienreformen.* Juventa.

Blatter, V., & Oberarzbacher, L. (2008). Der Einsatz von Simulationspatienten (SP) in der Pflegeausbildung eingebettet in die Skillslab-Methode . In G. Nussbaumer & C. v. Reibnitz (Hrsg.), *Innovatives Lehren und Lernen. Konzepte für die Aus- und Weiterbildung von Pflege- und Gesundheitsberufen* (1. Aufl., S. 113–134). Hogrefe AG.

Bugaj, T. J., & Nikendei, C. (2016). Practical clinical training in skills labs: Theory and practice. *GMS Journal of Medical Education, 33*(4) Doc63. http://www.egms.de/en/journals/zma/2016-33/zma001062.shtml. Zugegriffen am 15.09.2024. https://doi.org/10.3205/zma001062

DBR: Deutscher Bildungsrat für Pflegeberufe (Hrsg.) (2017). *Pflegeausbildung vernetzend gestalten – ein Garant für Versorgungsqualität.*

D'Souza, M. S., Arjunan, P., & Venkatesaperumal, R. (2017a). High fidelity simulation in nursing education. *International Journal of Health Sciences and Research, 7*(7), 340–353.

D'Souza, M. S., Venkatesaperumal, R., Chavez, F. S., Parahoo, K., & Jacob, D. (2017b). Effectiveness of simulation among undergraduate students in the critical care nursing. *International Archives of Nursing and Health Care, 3*, 084. https://clinmedjournals.org/articles/ia.nhc/international-archives-of-nursing-and-health-care-ianhc-3-084.php?jid=ianhc. Zugegriffen am 15.09.2024

Ertl-Schmuck, R., & Fichtmüller, F. (2009). *Pflegedidaktik als Disziplin. Eine systematische Einführung.* Juventa.

Fineout-Overholt, E., Melnyk, B. M., & Schultz, A. (2005). Transforming health care from the inside out: Advancing evidence-based practice in the 21st century. *Journal of Professional Nursing, 21*(6), 335–344.

Goetze, W., Gonom, P., Gresele, A., Kübler, S., Landolt, H., Landwehr, N., Marty, R., Renold, U., & Egger, P. (2002). *Der dritte Lernort. Bildung für die Praxis, Praxis für die Bildung* (1. Aufl.). hep.

Hattie, J. (2013). *Lernen sichtbar machen. Überarbeitete Deutschsprachige Ausgabe von Visible Learning.* Schneider Hohengehren.

Holoch, E. (2002). *Situiertes Lernen und Pflegekompetenz: Entwicklung, Einführung und Evaluation von Modellen Situierten Lernens in der Pflegeausbildung.* Hans Huber.

Hundenborn, G. (2007). *Fallorientierte Didaktik in der Pflege. Grundlagen und Beispiele für Ausbildung und Prüfung* (1. Aufl.). Urban & Fischer.

Igl, G. (2018). *Gesetz über die Pflegeberufe (Pflegeberufegesetz – PflBG). Praxiskommentar.* Medhochzwei.

INACSL. (2024). https://www.inacsl.org/about-inacsl. Zugegriffen am 9.09.2024

Jeppesen Haaland, K., Christiansen, S., & Frederiksen, K. (2017). Education of student nurses – a systematic literature review. *Nurse Education Today.* https://doi.org/10.1016/j.nedt.2017.05.005. https://www.ncbi.nlm.nih.gov/pubmed/28575708. Zugegriffen am 15.09.2024

Kirsten, A., & Kagermann, D. (2018). Simulation in der Berufsbildung der Pflege. In M. St. Pierre & G. Breue (Hrsg.), *Simulation in der Medizin. Grundlegende Konzepte – Klinische Anwendung* (2. Aufl., S. 445–465). Springer.

Kortekamp, J., Freese, C., & Latteck, Ä.-D. (2018). Lernboxen im Pflegestudium – Selbstgesteuertes Lernen im Skills Lab. *PADUA, 13*(4), 275–282. Hogrefe.

Landwehr, N. (2002). *Der dritte Lernort. Bildung für die Praxis, Praxis für die Bildung*. hep.

Lauber, A. (2016). Skills-Lab am Irmgard-Bosch-Bildungszentrum. Entwicklung und curriculare Einbindung. In C. Eisele (Hrsg.), *Roadmap in die Zukunft. Modelle und Überlegungen zur Ausbildung einer kommenden Generation von Pflegepersonen* (S. 72–86) Facultas.

Lauber, A. (2017). *Von Könnern lernen. Lehr-/Lernprozesse im Praxisfeld Pflege aus der Perspektive von Lehrenden und Lernenden*. Waxmann.

Mamerow, R. (2013). *Praxisanleitung in der Pflege* (4., akt. Aufl.). Springer.

Oelke, U., & Meyer, H. (2014). *Didaktik und Methodik für Lehrende in Pflege- und Gesundheitsberufen*. Cornelsen.

Olbrich, C. (Hrsg.). (2009). *Modelle der Pflegedidaktik* (1. Aufl.). Urban & Fischer.

Ortwein, H., & Fröhmel, A. (2003). *Handbuch für Simulationspatientinnen und Simulationspatienten. Reformstudiengang Medizin der Medizinischen Fakultät Charité Humboldt-Universität zu Berlin* (2. Aufl.). Selbstverlag.

Ott, B. (2001). Ganzheitliches Systemverständnis und Qualitätsmanagement beruflicher Bildung. In H. Schanz (Hrsg.), *Berufs- und wirtschaftspädagogische Grundprobleme*. Schneider Verlag Hohengehren GmbH.

PflAPrV. (2018). Ausbildungs- und Prüfungsverordnung für die Pflegeberufe. https://www.bundesgesundheitsministerium.de/fileadmin/Dateien/3_Downloads/Gesetze_und_Verordnungen/GuV/A/Ausbildungs-_und_Pruefungs_Verordnung_Pflegeberufe_final.pdf. Zugegriffen am 16.07.2024

Polany, M. (1985). *Implizites Wissen*. Suhrkamp.

Radke, K. (2008). *Praxisbegleitung in der Pflegeausbildung. Theoretische Grundlagen und praktische Umsetzung*. Kohlhammer.

Ried, S. (2001). Transfer in der Bildung fördern – Aspekte aus der Forschung. In M. Sieger (Hrsg.), *Pflegepädagogik. Handbuch zur beruflichen Bildung* (S. 71–80). Hans Huber.

Russo, S., & Nickel, E. (2013). Wie im wahren Leben: Simulation und Realitätsnähe. In M. St. Pierre & G. Breuer (Hrsg.), *Simulation in der Medizin*. Springer.

Schewior-Popp, S. (2014). *Lernsituationen planen und gestalten. Handlungsorientierter Unterricht im Lernfeldkontext* (2. Aufl.). Georg Thieme Verlag KG.

Schewior-Popp, S. (2018). Praxis der Unterrichtsplanung. *PADUA, 13*(2), 83–90.

simNAT Pflege Simulations-Netzwerk. (2024). www.simnat-pflege.net. Zugegriffen am 16.07.2024

Welman, A., & Spies, C. (2016). High fidelity simulation in nursing education: Considerations for meaningful learning. *Trends in Nursing 3*. https://doi.org/10.14804/3-1-42. Zugegriffen am 15.09.2024

Vosseler, B. (2015). Lernortkooperation – Standpunkte für die hochschulische Ausbildung in den Gesundheitsberufen am Beispiel der Pflegeausbildung. In J. Pundt & K. Kälble (Hrsg.), *Gesundheitsberufe und gesundheitsberufliche Bildungskonzepte* (1. Aufl., S. 199–228). Apollon University Press.

Strukturmodell zur Entwicklung einer Weiterbildung zur Praxisanleitung in der Pflege

5

Benjamin Bohn

Inhaltsverzeichnis

5.1	Inverted Classroom Model (ICM)	93
5.2	Zeitliche Struktur	95
5.3	Phase 1: Lernsituation	96
5.4	Phase 2: Kompetenzen	97
5.5	Phase 3: Online-Präsenz	99
5.6	Phase 4: Selbstlernen	100
5.7	Phase 5: Präsenzphase	106
5.8	Phase 6: Simulation	107
5.9	Zusammenfassung	109
Literatur		110

Die elektronische Version dieses Kapitels enthält Zusatzmaterial, auf das über folgenden Link zugegriffen werden kann https://doi.org/10.1007/9978-3-662-71127-9_5.

Ergänzende Information Die elektronische Version dieses Kapitels enthält Zusatzmaterial, auf das über folgenden Link zugegriffen werden kann [https://doi.org/10.1007/978-3-662-71127-9_5]. Die Videos lassen sich durch Anklicken des DOI-Links in der Legende einer entsprechenden Abbildung abspielen, oder indem Sie diesen Link mit der SN More Media App scannen.

B. Bohn (✉)
Hamburger Fern-Hochschule, Hamburg, Deutschland
E-Mail: benjamin.bohn@hamburger-fh.de

© Der/die Autor(en), exklusiv lizenziert an Springer-Verlag GmbH, DE, ein Teil von Springer Nature 2025
V. Anselmann et al. (Hrsg.), *Die Praxisanleitungsmethode*,
https://doi.org/10.1007/978-3-662-71127-9_5

In diesem Kapitel soll nachfolgend ein Strukturmodell vorgestellt werden, das als Fundament für die Konzeption von Weiterbildungen zur Praxisanleitung in der Pflege dienen kann. Basierend auf der Annahme der konstruierten Wirklichkeit von Individuen und der damit verbundenen Ausrichtung des Lehrens und Lernens hinsichtlich des Selbsterfahrens, Ausprobierens und Experimentierens (Reich, 1996), wurde das Strukturmodell zur Entwicklung einer Weiterbildung zur Praxisanleitung in der Pflege mit Präsenz- und Onlinephasen sowie Phasen des selbstorganisierten Lernens konzipiert. Bidder et al. (2016) sehen in einem Wechsel des Formats einen höheren Lernerfolg im Vergleich zu reinen Präsenz- oder Onlineformaten, da besser auf einzelne Bedürfnisse der Lernenden eingegangen werden kann (Willison, 2020). Die Grundlage des Modells ist das Cognitive Apprenticeship Model (Collins et al., 1989), das ein phasiges Instruktionsmodell im praktischen Handlungsfeld darstellt. Mithilfe dieser Methode sollen kognitive Prozesse sichtbar gemacht und Lehrende darin unterstützt werden, zunehmend in eine Expertenrolle hineinzuwachsen (Schmal, 2023). Das Cognitive Apprenticeship Model eignet sich dazu, instruktionale Komponenten des arbeitsorientierten Lernens zu vermitteln und den Aufbau von strategischem Wissen zu fördern, das den Lernenden hilft, fachliches Wissen in unterschiedlichen Situationen zu transferieren (Sonntag & Stegmaier, 2007). Die einzelnen Schritte des Cognitive Apprieceship Model – Modelling, Coaching, Scaffolding, Articulation/Reflection und Exploration – werden im hier vorgeschlagenen Strukturmodell prozesshaft miteinander verbunden. Die Phasen "Online-Präsenz" (Coaching), "Selbstlernen" (Scaffolding), "Präsenzphase" (Articulation/Reflection) und "Simulation" (Exploration) werden als Umsetzungspunkte des Inverted Classroom Models angesehen. Die Phasen "Lernsituationen" und "Kompetenzen" werden im Zusammenhang mit dem Strukturmodell als konzeptionelle Vorarbeit verstanden. Abbildung 5.1 beschreibt den Aufbau des Strukturmodells (Abb. 5.1), in Abschn. 5.1 werden die theoretischen Grundlagen beschrieben.

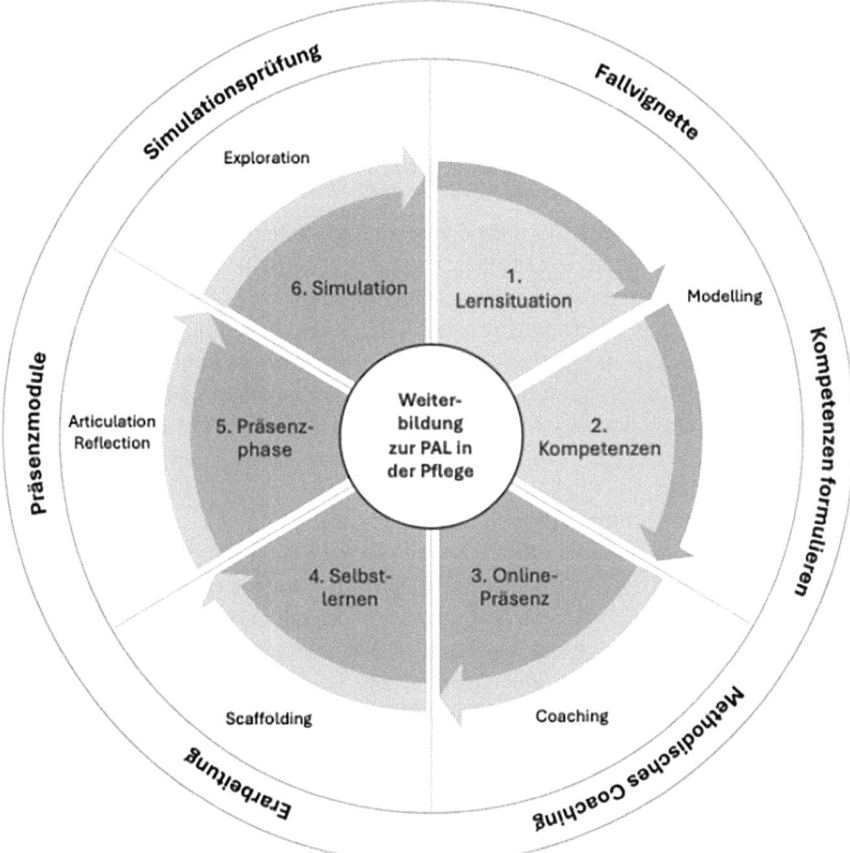

Abb. 5.1 Strukturmodell zur Entwicklung einer Weiterbildung zur Praxisanleitung in der Pflege

5.1 Inverted Classroom Model (ICM)

Das Ziel einer zeitgemäßen Pädagogik ist es, Aneignungssituationen interaktiv und effektiv zu gestalten. Das Inverted Classroom Model (ICM) erfüllt diesen Anspruch (Schäfer, 2012). Hierbei stellt das Modell keine starre und reproduzierbare Methode dar, sondern basiert auf der Ausrichtung an der jeweiligen Lerngruppe (Sams, 2012) und muss je nach Kontext in unterschiedlicher Weise didaktisch aufbereitet werden (Kenner & Jahn, 2017). Ziel ist es, einen hohen Anteil an zeitlichen Ressourcen für die gemeinsame Aneignung und die gemeinsame Anwendung des gelernten Wissens zu haben (Schäfer, 2012).

Das ICM ist auch unter folgenden alternativen Begrifflichkeiten bekannt:

- Flipped Classroom
- The Classroom Flip
- Pre-Vodcasting
- Reverse Classroom Method (Schäfer, 2012)

Die Grundidee des ICM besteht darin, die traditionellen Phasen der Stoffvermittlung miteinander zu vertauschen (Schäfer, 2012). In den üblichen Phasen geschieht die Wissensvermittlung bzw. die Erarbeitung des Stoffes innerhalb der Präsenzphasen, im ICM erfolgt die inhaltliche Vorbereitung auf die Aneignungssituation anhand von interaktiven und (meist) digitalen Materialien, die darauffolgende Aneignungssituation dient dem Üben dieser Inhalte und/oder der Unterstützung der Lernenden bei Lernschwierigkeiten (Schäfer, 2012). Abb. 5.2 beschreibt den Vergleich zwischen traditioneller Lehre und dem Inverted Classroom Model.

Das ICM kann sowohl in der schulischen als auch in der hochschulischen Lehre Verwendung finden (Schäfer, 2012). Durch die Individualisierung der Vermittlung des Inhaltes können die Lernenden den Aneignungsprozess an die individuellen Bedürfnisse anpassen. Beispielsweise kann ort- oder zeitunabhängig gearbeitet werden (Schäfer, 2012). Durch die Anwesenheit der Lehrenden bei der Phase der Verarbeitung von Lerninhalten, können gemeinsame Lösungsansätze erarbeitet werden (Schäfer, 2012). Dadurch ergeben sich Vorteile bei der Verwendung des ICM bezogen auf das aktive Lernen und die Individualisierung des Lernprozesses durch die freie Gestaltung des Lernweges und des Lerntempos (Schäfer, 2012). Darüber hinaus ermöglicht das ICM die Bearbeitung unterschiedlicher Themengebiete durch die Auslagerung der Inhaltsvermittlung (Schäfer, 2012).

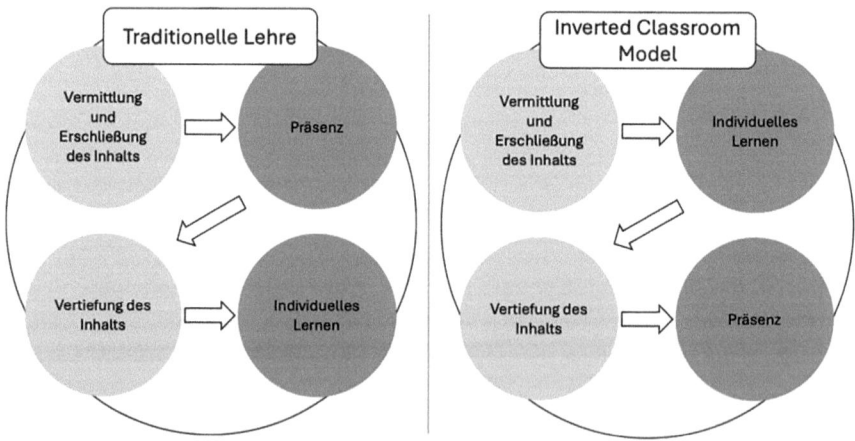

Abb. 5.2 Traditionelle Lehre vs. Inverted Classroom Model (ICM). (Eigene Darstellung nach Schäfer, 2012, S. 4)

Sams (2012) schlägt zur Verwendung des ICM die folgenden Schritte vor.

- *Wie fange ich an?*

Im ersten Schritt werden die Lehrenden dazu aufgefordert, sich darüber Gedanken zu machen, wie sie inhaltlich beginnen möchten. Zentral hierbei ist, dass die Lehrenden reflektieren, ob sich die Verschiebung der Phasen für den jeweiligen Inhalt überhaupt lohnt (Sams, 2012).

- *Die Pädagogik bestimmt die Technologie*

Die notwendigen technischen Lösungen zur Umsetzung des ICM dürfen nicht Begründung für fehlgeschlagene Aneignungsprozesse sein (Sams, 2012). Daher sollte die technische Umsetzung von spezifischen Inhalten pädagogisch begründet erfolgen.

- *An welcher Stelle des Lernzyklus kommt es auf die Lehrenden am meisten an?*

Die Lehrplanung nach dem ICM sollte an der Fragestellung ausgerichtet werden, an welchem Punkt im Lernprozess eine Begleitung der Lernenden durch die Lehrenden am nötigsten ist. Interaktive Inhalte der Vorbereitung auf die Aneignungssituation werden meist in den unteren Bloom-Taxonomiestufen als gewinnbringend erachtet, wohingegen höhere Taxonomien als nicht zielführend gelten (Sams, 2012).

- *Welche Inhalte können einerseits technologisch realisiert und andererseits aus den Präsenzphasen entfernt werden?*

Durch die vorherige Fokussierung auf die Notwendigkeit der Präsenzphase und deren Inhalte können die übrigen Inhalte ausgelagert und digital angeboten werden (Sams, 2012).

Bezogen auf die Praxisanleitung scheint das ICM insbesondere bei der Gestaltung von Praxisaufträgen oder Lernaufgaben seine Anwendung zu finden. Durch die Auslagerung von Aneignungsprozessen können geplante Praxisanleitungen effektiver und an den Lernstand angepasst stattfinden. Basierend auf der Annahme der Ermöglichung des individuellen Lernweges, soll im Folgenden ein Strukturmodell für eine Weiterbildung zur Praxisanleitung in der Pflege dargestellt werden. Dies wurde auf Basis des ICM entwickelt, mit dem Anspruch, die Vorteile des Modells, auch übergeordnet in der beruflichen Weiterbildung, zu verwenden.

5.2 Zeitliche Struktur

Die zeitliche Struktur des Strukturmodells entspricht der Vorgabe gemäß § 4 Abs. 3 Pflegeausbildungs- und Prüfungsverordnung (PflAPrV) und hat einen Umfang von 300 h. Der Anteil des selbstorganisierten Lernens beträgt insgesamt 30 h. Hintergrund

Tab. 5.1 Zeitliche Struktur

Phase	Schritt	Zeit/Modul	Zeit/gesamt
1. Lernsituation	a) Fallvignette	–	–
2. Kompetenzen	b) Kompetenzen formulieren	–	–
3. Online-Präsenz	c) Methodisches Coaching	8 h	40 h
4. Selbstlernen	d) Erarbeitung	6 h	30 h
5. Präsenzphase	e) Präsenzmodule	40 h	200 h
6. Simulation	f) Simulationsprüfung	–	30 h
	Gesamt	*54 h*	*300 h*

hierfür ist, dass bundeseinheitlich ein Anteil an selbstorganisierten Lernmethoden von 10 % der Gesamtstunden der Weiterbildung als angemessen angesehen wird (Ministerium für Gesundheit, Soziales und Integration Baden-Württemberg, 2024). In weiteren 240 h werden insgesamt fünf Module gelehrt. Hiervon finden 200 h als Veranstaltungen in Präsenz und 40 h in Online-Veranstaltungen statt. Diese Online-Veranstaltungen dienen, analog zur Cognitive-Apprenticeship-Phase "Coaching", dem methodischen Briefing der Teilnehmenden. Die Weiterbildung schließt mit einer Simulationsprüfung ab, für die – einschließlich Vorbereitung und Debriefing – 30 h eingeplant sind. Tab. 5.1 zeigt die zeitliche Aufteilung des Strukturmodells sowohl in Bezug auf die Gesamtstundenzahl als auch bezogen auf die einzelnen Module.

Nachfolgend sollen die einzelnen Schritte des Modells beschrieben und beispielhafte Gestaltungsmöglichkeiten für die Praxisanleitung vorgestellt werden.

5.3 Phase 1: Lernsituation

In dieser Phase erfolgt die Darstellung der Lernsituation. Collins, Brown und Newman (1989) folgend wird hier ein beispielhaftes Szenario geschaffen, um prozedurales Wissen der Lernenden in einer spezifischen, aus dem Alltag bekannten Situation zu generieren. Diese Szenarien werden anhand von (a) Fallvignetten dargestellt, welche als Auslöser für Lernprozesse dienen (Leicher & Mulder, 2018). Hier können, abhängig vom Modul, beispielsweise Fallvignetten zum Thema Gruppenanleitung (s. Abb. 5.3), Zwischengespräch, Rolle im Pflegeteam oder Notfallsituationen verwendet werden. Diese Themen wurden anhand von Experteninterviews mit insgesamt elf Praxisanleitenden validiert und in diesem Zusammenhang als verständlich und als für die Tätigkeit der Praxisanleitung relevant eingestuft.

> Ihre Aufgabe ist es, eine strukturierte Gruppenanleitung (Planung, Durchführung, Pflegedokumentation) mit drei Auszubildenden zu planen und durchzuführen. Unter den Auszubildenden befinden sich zwei Auszubildende im zweiten und eine*r Auszubildende*r im dritten Ausbildungsdrittel. Die Anleitung soll auf der Station / dem Wohnbereich stattfinden mit dem Ziel, eine*n Pflegeempfänger*in zu betreuen und zu versorgen. Das Thema der Anleitung steht nicht fest. Sie dürfen dieses frei wählen. Bisher hatten Sie zu den drei Auszubildenden wenig Kontakt, da Sie bisher selten mit ihnen zusammengearbeitet haben. Vor allem die bisherigen Lerninhalte, wie auch der Lernstand unterscheiden sich in dieser Gruppe, was die Wahl des Themas beeinflussen kann und durch Sie berücksichtigt werden muss.

Abb. 5.3 Fallvignette zum Thema Gruppenanleitung

5.4 Phase 2: Kompetenzen

Auf Phase 1 folgt ein dialogischer Prozess der Lehrenden und der Lernenden, in welchem Kompetenzen in Form von Lernzielen festgelegt werden. Da die Offenlegung von kognitiven Prozessen als zentraler Bestandteil der Phase "Modelling" beschrieben wird (Collins et al., 1989), gilt dies als wichtiger Orientierungspunkt für den weiteren Lehr-Lern-Prozess. Basierend auf der Annahme, dass Lernziele operationalisierte Kompetenzen darstellen, werden unter dem Begriff der Lernziele Kompetenzen verstanden, die sowohl eine Inhalts- als auch eine Handlungskomponente besitzen und bewusst angestrebt werden (Cursio & Jahn, 2022).

Das jeweilige Anspruchsniveau des Inhalts (Inhaltskomponente) kann aus der Handlungskomponente der Lernziele abgelesen werden. Die Handlungskomponente beschreibt, wie komplex der Inhalt, also die Inhaltskomponente des Lernzieles, beherrscht werden muss (Cursio & Jahn, 2022). Um diese Beschreibung durchführen zu können, werden Lernzieltaxonomien verwendet. In diesem Zusammenhang soll beispielhaft die Verwendung der Lernzieltaxonomie von Benjamin Bloom mit ihrer Weiterentwicklung nach Anderson und Krathwohl dargestellt werden. Bloom et al. (1956) beschreiben die folgenden hierarchisch aufsteigenden Niveaustufen:

1. Knowledge
2. Comprehension

3. Application
4. Analysis
5. Synthesis
6. Evaluation (Bloom et al., 1956, S. 18)

Die Ordnungsrangfolge ist hierbei von simpel nach komplex und von konkret nach abstrakt sortiert (Krathwohl, 2001). Anderson und Krathwohl bauen auf der Bloom-Taxonomie auf und modifizieren diese in folgender Weise:

1. Remember
2. Understand
3. Apply
4. Analyze
5. Evaluate
6. Create (Krathwohl, 2001, S. 215)

Der intellektuelle Anspruch an die Denkleistung nimmt mit aufsteigender Reihenfolge zu. Hierbei stellt „Remember" die geringste, „Create" die höchste intellektuelle Anforderung dar (Cursio & Jahn, 2022). Ergänzend zu diesen Taxonomiestufen, die von Anderson und Krathwohl kognitive Prozessdimensionen genannt werden und auf einer x-Achse dargestellt sind, werden auf einer y-Achse die Dimensionen der Wissensarten „factual knowledge", „conceptual knowledge", „procedural knowledge" und „metacognitive knowledge" wiedergegeben (Baumgartner, 2011; Krathwohl, 2001). In den daraus entstehenden Feldern können in der Folge einzelne Lernziele zugeordnet werden (Baumgartner, 2011). Basierend auf diesem von Bloom übernommenen hierarchischen Aufbau, schließen die höheren Ebenen die unteren als Voraussetzung ein (Baumgartner, 2011; Cursio & Jahn, 2022). Wie schon bei den zugrunde liegenden Lernzieltaxonomien selbst findet sich in der Literatur eine Vielzahl von Empfehlungen zur Erstellung von Lernzielen anhand dieser Taxonomien. Cursio und Jahn (2022) schlagen eine Symbiose aus beiden Taxonomien vor. Weiter führen die Autoren exemplarisch die Verwendung von Verben zur Beschreibung der jeweiligen Handlungskomponente innerhalb des Lernzieles an (Cursio & Jahn, 2022). Diese Verben sowie das Verständnis der einzelnen Taxonomiestufen sind Tab. 5.2 zu entnehmen.

Tab. 5.2 Formulierungshilfe für Lernziele. (Eigene Darstellung nach Cursio & Jahn, 2022, S. 8)

Stufe	Beschreibung	Verben
Erschaffen	Eine neue Struktur aus mehreren Elementen aufbauen oder eine neue Bedeutung erschaffen, neue Lösungswege vorschlagen, neue Schemata entwerfen, begründete Hypothesen erstellen.	Entwickeln, erzeugen, erstellen, planen, ausarbeiten, herstellen, konzipieren, gestalten
Evaluieren	Evidenzbasierte, kriteriengestützte, qualitative und quantitative Urteile zu bestimmten Sachverhalten anstellen.	Bewerten, entscheiden, beurteilen, ermitteln, hinterfragen, überprüfen, vergleichen, einschätzen

(Fortsetzung)

Tab. 5.2 (Fortsetzung)

Stufe	Beschreibung	Verben
Analysieren	Probleme in ihre Einzelteile zerlegen und die Struktur des Problems verstehen, Widersprüche aufdecken, Zusammenhänge erkennen, Folgerungen ableiten, zwischen Fakten und Interpretationen unterscheiden.	Unterscheiden, bestimmen, entdecken, klassifizieren, erproben, ermitteln, prüfen, überprüfen, beobachten, erschließen
Anwenden	Lösen von neuen Problemen durch den Transfer von Wissen.	Anwenden, ordnen, übertragen, zuordnen, erklären, aufstellen, einordnen, beschreiben, vergleichen, einteilen
Verstehen	Sachverhalte erklären, Beispiele anführen, Aufgabenstellungen interpretieren, in eigenen Worten wiedergeben.	Erläutern, zusammenfassen, darstellen, auslegen, berichten
Wissen	Informationen wiedergeben, konkrete Termini, Definitionen, Daten, Regeln, Verfahren, Kriterien etc. kennen.	Kennen, nennen, wiedergeben, beschreiben, aufzählen

Hierauf basierend können die zu erwerbenden Kompetenzen von Lernenden formuliert" und sichtbar gemacht werden. Dabei werden nachvollziehbare Lernziele formuliert, die in weiterführenden Lehr- und Lernsituationen überprüft werden können.

5.5 Phase 3: Online-Präsenz

In der Phase 3 "Online-Präsenz" erfolgt die Klärung methodischer Fragen zum Umgang mit der Fallvignette und den entsprechend festgelegten Lernzielen. Dieser Schritt stellt die Phase "Coaching" des Cognitive Apprenticeship Model dar und soll das Verständnis der Lernenden bezogen auf die festgelegten Ziele sichern. Darüber hinaus soll in dieser Phase Feedback gegeben und Vorschläge zur Bewältigung der nachfolgenden Selbstlernphase gemacht werden (Collins et al., 1989).

Die Durchführung von Online-Meetings bedingt die Verwendung von Laptops, Computern, Kameras, Mikrofonen und einem aktiven Internetzugang einerseits und andererseits softwarespezifische Kompetenzen von Lehrenden und Lernenden, beispielsweise bei der Verwendung von Zoom (Pratama et al., 2020). Für Online-Veranstaltungen können digitale Plattformen wie Zoom oder Microsoft Teams genutzt werden, die ein synchrones Lernen in einem virtuellen Raum ermöglichen, in welchem sich Lehrende und Lernende treffen und sich in Echtzeit unterhalten oder diskutieren können (Zhang et al., 2023). Darüber hinaus ist es auf diesen Plattformen möglich, den Lernenden und Lehrenden Fragen zu stellen oder Feedback zu geben, was in der Folge zu einem größeren Lerneffekt führt (Zhang et al., 2023).

Um das Interesse der Lernenden bei der Durchführung von Online-Lehrveranstaltungen zu fördern, können, in Anlehnung an Khan et al. (2021), neben der Wahl einer geeigneten digitalen Plattform (z. B. Zoom, Microsoft Teams) die Aspekte der sozialen Interaktion, des Unterstützens gemeinsamer Denkprozesse und der Aufmerksamkeit gefördert werden. Zur Förderung der sozialen Interaktion bieten sich beispielsweise Gruppenarbeiten in Breakout-Rooms, die Verwendung der Chatfunktion und die Verwendung von Webcams an (Khan et al., 2021). Gemeinsame Denkprozesse können durch die Verwendung von digitalen Whiteboards gefördert werden (Khan et al., 2021). Zur Steigerung der Aufmerksamkeit können Tools verwendet werden, um Ergebnisse zusammenzutragen (z. B. www.padlet.com), Online-Umfragen zu erstellen (z. B. www.mentimeter.com) oder Quiz zu entwickeln (z. B. www.kahoot.it) (Khan et al., 2021). Darüber hinaus kann die Aktivität der Lernenden durch interaktive Videos gesteigert werden (Khan et al., 2021).

5.6 Phase 4: Selbstlernen

Ganz im Sinne des Inverted Classroom Model schließt sich nun die Phase 4 "Selbstlernen" mittels digitaler Lerninhalte an. Basierend auf dem Scaffolding-Schritt des Cognitive Apprenticeship Model, werden Lerninhalte anhand von unterschiedlichen digitalen Methoden, beispielsweise Videos von durchgeführten Übungen (Jiang et al., 2021), die zur Lösung der gestellten Aufgabe notwendig sind, zur Verfügung gestellt. Gleichzeitig erfolgt der Rückzug (Fading) der Lehrenden (Collins et al., 1989), was die Selbstaktivität der Lernenden steigert und sich positiv auf das Lernen auswirkt (McDonald et al., 2018). Eine bedeutende Anforderung an die Lehrenden bei der Verwendung des ICM ist die digitale Aufarbeitung der Lerninhalte, die eine Vertauschung der Phasen ermöglichen und das Lernen orts- und zeitunabhängig macht (Schäfer, 2012). Das optionale Angebot an online zur Verfügung gestellter Zusatzliteratur reicht im Sinne des ICM nicht aus (Schäfer, 2012). Auch eine reine Informationserschließung über einen Text wird dem Anspruch des Modells nicht gerecht, da die Texte einerseits nicht individualisiert angeboten werden können und somit keine vollständige Durchdringung des Inhalts ermöglichen und andererseits keine aktive Rückmeldung über den Lernerfolg erfolgen kann (Schäfer, 2012).

5.6.1 Erklärvideos

Eine weitere Möglichkeit, Lernen nach dem ICM zu fördern, sind Erklärvideos. Durch die Einbindung digitaler Medien in den Unterricht steigt gleichzeitig die Nutzung von im Internet verfügbaren Erklärvideos (Pittich & Tenberg, 2020). Allgemein handelt es sich um kurze Filme, die sich auf relevante Fakten eines Themas konzentrieren und diese visualisieren (Schorn, 2022). Jedoch existiert in der Literatur keine einheitliche Definition von Erklärvideos (Schorn, 2022). Im Zusammenhang mit diesem Kapitel werden Erklärvideos verstanden als *„eigenproduzierte Filme, in denen erläutert wird, wie man etwas macht oder wie etwas funktioniert bzw. in denen abstrakte Konzepte erklärt werden"* (Wolf, 2015, S. 123).

Es können unter anderem die folgenden Videoarten unterschieden werden:

- Screencast – aufgenommene PowerPoint-Präsentationen mit Bildeinblendung,
- Legetechnikvideo – Figuren oder Abbildungen werden gelegt und gefilmt,

- Tafel- oder Whiteboardanschrift – Aufnahme beim Schreiben oder Malen auf einem Tablet,
- Vortrag für die Webcam – Aufnahme einer Erklärung vor einer Webcam,
- Aufzeichnung von Vorträgen,
- Stop-Motion-Videos – einzelne Fotos, die nacheinander abgespielt werden, illustrieren Bewegung,
- Zeitraffervideos – Ereignisse werden in schnellerem Tempo abgespielt (Schön, 2013).

Lernvideos können in unterschiedlichen Phasen des Lernprozesses eingesetzt werden (Wolf, 2015). So dienen sie einerseits als Medium zur Gestaltung des Inputs für Lehrende als auch als Gestaltungsmöglichkeit für die Darstellung des Lernprozesses durch die Lernenden (Wolf, 2015).

Empirische Studien belegen einen positiven Effekt von Erklärvideos auf die Lernleistung einerseits und die Lernmotivation und Zufriedenheit von Lernenden andererseits (Findeisen et al., 2019). Die kontinuierliche Verfügbarkeit des Inhalts führt darüber hinaus zu einem individualisierbaren Lernprozess durch einen zeitlich flexiblen Konsum der Inhalte und der Möglichkeit, diese Inhalte individualisiert zu pausieren oder zu wiederholen (Pittich & Tenberg, 2020). Hierdurch sinkt die institutionsbedingte Asymmetrie zwischen Lehrenden und Lernenden und erweitert die Eigenständigkeit und die kognitiven Zugänge der Lernenden (Pittich & Tenberg, 2020). Auch die Erstellung von Erklärvideos hat – durch die didaktische Aufbereitung und Auseinandersetzung mit einem entsprechenden Thema – einen positiven Effekt auf die Lernenden (Schön, 2013) und die Lehrenden (Pittich & Tenberg, 2020). Basierend auf diesen Annahmen sowie der Möglichkeit, Erklärvideos in unterschiedlichen Phasen von Lernprozessen einzusetzen (Wolf, 2015), kann festgehalten werden, dass Erklärvideos sowohl in der Weiterbildung zur Praxisanleitung in der Pflege Verwendung finden können als auch in der direkten Praxisanleitung mit den Lernenden in der generalistischen Pflegeausbildung (Abb. 5.4). Dies impliziert einerseits die Erstellung und Verwendung eines Erklärvideos durch die Praxisanleitenden selbst und andererseits die Erstellung eines Erklärvideos durch die Lernenden als Prozess- oder Ergebnisdokumentation. Einschränkend bleibt festzuhalten, dass die Verwendung von Erklärvideos erst durch die Interaktion zwischen Lehrenden und Lernenden seine Wirkung zeigt (Balcke, 2022).

Findeisen et al. (2019) identifizieren fünf bedeutsame Elemente bei der Erstellung von Erklärvideos. Hierbei führen sie den Einsatz von interaktiven Elementen, die Videoperspektive, die erklärende Person, die Videodauer und das Design an. Der Einsatz interaktiver Elemente wirkt sich, so die Autor*innen, durch eine aktive und individuelle Verarbeitung der Inhalte positiv auf den Lernerfolg aus (Findeisen et al., 2019). Ebenfalls förderlich für den Lernprozess ist die Perspektive aus der Sicht der erklärenden Person (Findeisen et al., 2019). Darüber hinaus scheinen ältere Erklärende eine höhere Aufmerksamkeit bei jungen Lernenden zu erzeugen als die eigene Peergroup (Findeisen et al., 2019). Ein positives und nutzerfreundliches Design steigert den Lernerfolg ebenso wie eine angemessene Videolänge (Findeisen et al., 2019). Die Videolänge beeinflusst beispielsweise die Drop-out-Rate

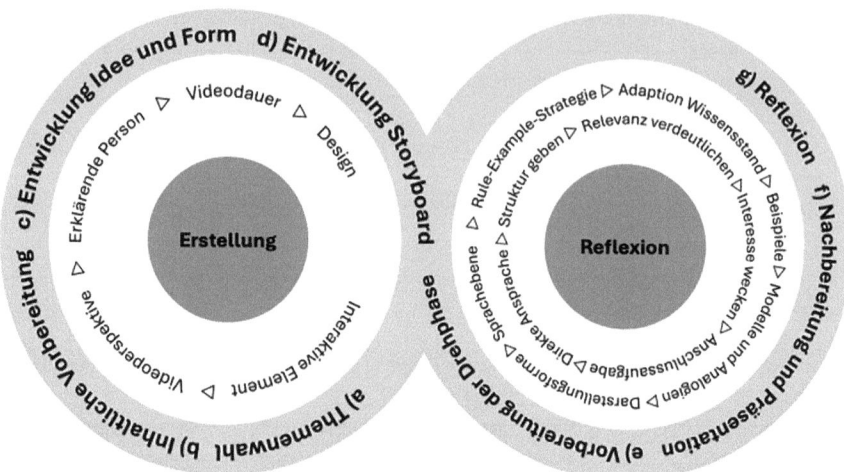

Abb. 5.4 Entwicklung und Reflexion von Erklärvideos in Anlehnung an Findeisen, Horn & Seifried (2019), Wolf (2015) und Kugelmeyer (2018)

beim Ansehen der Videos und ist somit der entscheidende Faktor, ob Lernende die Videos bis zum Ende ansehen oder nicht. Daher wird empfohlen, den Inhalt so kurz wie möglich und leicht verständlich darzustellen, um einen höheren Lernerfolg zu generieren (Krämer & Böhrs, 2016). Aus der Literatur kann eine gute Akzeptanz bei einer Dauer zwischen 2 (Krämer & Böhrs, 2016) und 6 min (Findeisen et al., 2019) abgeleitet werden. Auf den Lerneffekt bezogen gilt, dass ein geringeres Wissen über ein Thema eine höhere Wissensverbesserung bedingt, die wiederum durch eine kurze Dauer von komprimierten Inhalten positiv beeinflusst wird (Krämer & Böhrs, 2016).

Die Erstellung von Erklärvideos kann in die Phasen a) Themenwahl, b) Inhaltliche Vorbereitung, c) Entwicklung der Idee und Form, d) Entwicklung eines Storyboards, e) Vorbereitung der Drehphase, f) Nachbearbeitung bzw. Präsentation des Films und g) Reflexion (inhaltlich, didaktisch, ästhetisch) gegliedert werden (Wolf, 2015).

Zur Bewertung der Qualität von Erklärvideos werden unterschiedliche Aspekte reflektiert. Basierend auf Kugelmeyers (2018) „Merkmalen guter Erklärvideos", können die folgenden Fragen zur Bewertung von Erklärvideos herangezogen werden:

- Wird das Thema auf das Wesentliche reduziert? *(Merkmal: Minimalismus)*
- Wird das Thema vorgestellt und danach veranschaulicht? *(Merkmal: Rule-Example-Strategie)*
- Wird das Thema mit bestehendem Vorwissen oder subjektiven Theorien verknüpft? *(Merkmal: Adaption an den Wissensstand)*
- Wird das Thema anhand von Beispielen verdeutlicht? *(Merkmal: Beispiele)*
- Wird das Thema so durch Analogien oder Modelle erklärt, dass eine Übertragung auf einen bekannten Bereich erfolgen kann? *(Merkmal: Modelle und Analogien)*

- Wird das Thema multimedial aufbereitet und das Gesagte visuell unterstützt? *(Merkmal: Darstellungsformen)*
- Wird das Sprachniveau an die Zielgruppe angepasst? *(Merkmal: Sprachebene)*
- Wird zu Beginn ein Ausblick auf das Nachfolgende gegeben und abschließend das Thema zusammengefasst? *(Merkmal: Struktur geben)*
- Wird die Relevanz des Themas deutlich? *(Merkmal: Relevanz verdeutlichen)*
- Wird das Thema anhand von Kontexten erklärt, die Interesse bei den Lernenden wecken? *(Merkmal: Interesse wecken)*
- Wird das Thema mit einer Verständnisaufgabe beendet, die es ermöglicht, weiter mit den Erklärungen zu arbeiten? *(Merkmal: Anschlussaufgabe)*
- Wird das Thema so erklärt, dass die Lernenden direkt angesprochen werden? *(Merkmal: direkte Ansprache)* (Kugelmeyer, 2018)

Die Verwendung von Erklärvideos für die Praxisanleitung in der Pflege kann aufgrund der vielfältigen Einsatzmöglichkeiten als multiperspektivisch beschrieben werden. Einerseits fördert eine Verwendung in der Weiterbildung zur Praxisanleitung die Lernleistung und -motivation der angehenden Praxisanleitenden, andererseits können Erklärvideos direkt durch die Praxisanleitenden in der jeweiligen beruflichen Praxis verwendet werden, um wiederum das Lernen der Auszubildenden in der Pflege zu fördern. Darüber hinaus dient die Erstellung von Erklärvideos als methodischer Zugang zu der Verarbeitung und Strukturierung von Informationen zu den komplexen Themen der Pflege. Dies fördert die kontinuierliche fachliche Weiterbildung von Praxisanleitenden. Die Verwendung als Leistungsnachweis gibt den Auszubildenden in der Pflege darüber hinaus eine Möglichkeit der kreativen Darstellung von Lernergebnissen.

5.6.2 Podcasts

Unter Podcast wird ein digitales Medium verstanden, das in einem Audioformat oder einem Audio- und Videoformat erscheint, auf einer Website abrufbar, zum Download verfügbar und auf einem PC oder einem portablen Gerät abspielbar ist (Salmon et al., 2008). Ein Podcast zeichnet sich durch die Verfügbarkeit rund um die Uhr, die Einfachheit der Produktion und die gestaffelte Veröffentlichung in mehreren Folgen aus (Drew, 2017). Podcasts haben sich sowohl gesellschaftlich als auch im Bereich der Bildung etabliert (Fernandez et al., 2015). Sie werden genutzt, um Informationen oder Wissen zu bestimmten Themen zu suchen und zu konsumieren (Chen et al., 2024) und eignen sich zur Informationsvermittlung im Rahmen des ICM (Schäfer, 2012). Salmon et al. (2008) unterscheiden drei Kategorien von Podcasts: Audio-Podcasts, Video-Podcasts und eine Erweiterung der Audio-Podcasts durch Bilder, Links oder anderen Informationen. Im Bildungskontext werden in der Literatur insbesondere die Individualität des Konsums innerhalb des Lernprozesses und die kostengünstige Produktion hervorgehoben (Drew, 2017). Die Hauptmerkmale von Podcasts lassen sich folgendermaßen zusammenfassen:

- Podcasts sind portabel, flexibel einsetzbar und komfortabel zu konsumieren.
- Podcasts können überall und jederzeit konsumiert werden.
- Podcasts können zeitgleich zu anderen Tätigkeiten konsumiert werden (Multitasking).
- Podcasts können über das Internet einfach verfügbar gemacht werden.
- Podcasts können wiederholt abgespielt werden.
- Podcasts können schneller oder langsamer abgespielt werden.
- Neue Folgen von Podcasts werden automatisch (durch die Verwendung von RSS-Feeds) bei den Konsumierenden aktualisiert.
- Podcasts können individuell nach Interessen konsumiert werden.
- Podcasts sprechen auditive Lerntypen an.
- Podcasts können für Formate der Fern- oder Onlinelehre verwendet werden. (Jowitt, 2008 zit. n. Fernandez et al., 2015)

Die Erstellung eines Podcasts (Abb. 5.5) lässt sich im Wesentlichen in die drei Phasen "Design", "Bearbeitung" und "Veröffentlichung" einteilen. Die erste Phase, das

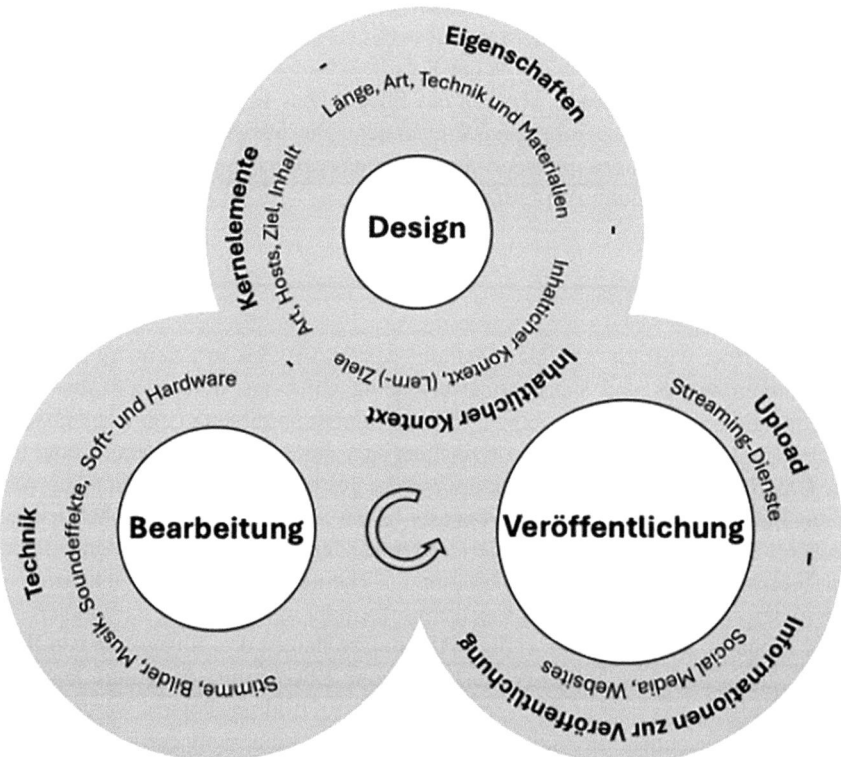

Abb. 5.5 Prozess der Podcastentwicklung, in Anlehnung an Priyakorn (2023) und Fernandez, Sallan und Simo (2015)

Design des Podcasts, untergliedert sich in den inhaltlichen Kontext, die Kernelemente des Podcasts und seine übergeordneten Eigenschaften (Fernandez et al., 2015).

Nach der Entscheidung, Inhalte in der Form eines Podcasts zu präsentieren (Priyakorn, 2023), werden die Zielgruppe definiert und eventuelle (Lern-) Ziele des Inhalts festgelegt (Fernandez et al., 2015). Weiterführend werden die Kernelemente des Podcasts definiert. Hierzu zählt die Festlegung der Podcastart. Dies kann beispielsweise ein Interview, eine Diskussion oder ein Gespräch über das Thema sein (Priyakorn, 2023). Weitere Kernelemente des Podcasts sind die Auswahl der Hosts bzw. der Autor*innen (Fernandez et al., 2015; Priyakorn, 2023) und die Festlegung des Podcastziels (Fernandez et al., 2015) und des Inhalts (Priyakorn, 2023). Darüber hinaus sind die Eigenschaften des Podcast zu definieren. Hierunter fallen die Länge der Podcastfolge (Fernandez et al., 2015), die Präsentationsart (Audio- oder Videopodcast (Priyakorn, 2023)) sowie die Reflexion der benötigten technischen Geräte und Materialien (Fernandez et al., 2015).

Die Phase der Bearbeitung des Podcastmaterials beinhaltet insbesondere technische Aspekte. Besonders die Aufnahme und Bearbeitung des Gesprochenen, die Erstellung und Einarbeitung von Bildern sowie die Einbindung von Musik und/oder Soundeffekten sowie die dafür notwendige Soft- und Hardware sind hier zu nennen (Fernandez et al., 2015). Ist eine Podcastfolge fertiggestellt, folgt die dritte Phase: die Veröffentlichung des Podcasts. Diese Phase beinhaltet den Upload der Podcastfolge, beispielsweise auf Streaming-Dienste für Audio- und Videoformate (Fernandez et al., 2015; Priyakorn, 2023). Dies ermöglicht den Hörenden einen einfachen Zugang zu den Inhalten. Um den Podcast weiterzuverbreiten, ist es darüber hinaus notwendig, Informationen zur Veröffentlichung, etwa über Social-Media-Kanäle oder Websites, bereitzustellen (Fernandez et al., 2015; Priyakorn, 2023).

Die Verwendung von Podcasts in der Pflegeausbildung kann, analog zur Verwendung von Lernvideos, gleichfalls empfohlen werden. Die Flexibilität der Inhalte fördert hierbei den Lerneffekt bei den Lernenden. Es ist denkbar, diese sowohl als fachlichen Input als auch als Leistungsnachweis durch die Lernenden zu verwenden. Dabei kann entweder auf bereits existierende Podcasts zurückgegriffen oder neue Podcasts erstellt werden. Beispielsweise wurde mit Studierenden aus dem Masterstudiengang Pflegepädagogik ein Podcast entwickelt, der sich mit den Vorurteilen gegenüber dem Pflegeberuf beschäftigt (Abb. 5.6). In mehreren Folgen wird auf unterschiedliche Vorurteile eingegangen und diese durch die Studierenden widerlegt. Verwendet wurden die einzelnen Podcastfolgen einerseits als Teil des Leistungsnachweises im Rahmen des Studiums und andererseits als Lehrmaterial durch die Studierenden selbst, die bereits in einer Pflegeschule tätig waren.

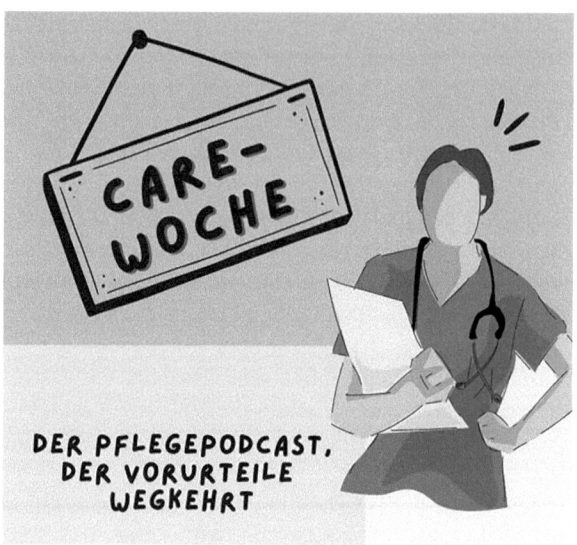

Abb. 5.6 Podcast „CareWoche" zum Thema Vorurteile in der Pflege

5.7 Phase 5: Präsenzphase

In diesem Schritt erfolgt die Durchführung von Präsenzveranstaltungen zu den jeweiligen Modulen. Hierbei kommen die Elemente "Articulation" und "Reflection" des Cognitive Apprenticeship Model zum Einsatz, in denen die Lernenden das angereicherte Wissen aus den vorherigen Phasen anwenden (Articulation) und mit den Lehrenden reflektieren (Reflection) können (Collins et al., 1989). Ergänzend erhalten die Lernenden weiteren fachlichen Input zu den Themen der Module. Das Konzept sieht insgesamt fünf Module vor, die jeweils die Fallvignette, das Online-Coaching und die Selbstlernphase thematisch aufgreifen und inhaltlich entsprechend ergänzen. Die Fachweiterbildung schließt mit einer Simulationsprüfung ab. Inhaltlich werden für dieses Modell die Modulbestandteile einer evaluierten Weiterbildung zur Praxisanleitung empfohlen, welche basierend auf den DKG-Empfehlungen aus Tab. 5.3 modifiziert und evaluiert wurden (Anselmann et al., 2022). Hier konnte ein signifikanter Zuwachs von Wissen bezogen auf die spezifischen Lerninhalte bei den Teilnehmenden festgestellt werden (Anselmann et al., 2022).

Tab. 5.3 DLC: Empfohlene Module. (Eigene Darstellung, modifiziert nach Anselmann, Bohn & Strupeit, 2022)

Modul	Empfohlener Inhalt
1. Rahmenbedingungen in der Pflege	• Pflegewissenschaftliche Grundlagen • Wissenschaftliches Arbeiten • Gesetzliche Grundlagen
2. Planen und Durchführen der Praxisanleitung	• Qualitätssicherung • Planung der Ausbildung • Praxisanleitung (in der hochschulischen Pflegeausbildung)
3. Rollen und Anforderungen an die Praxisanleitung	• Berufsethik • Rollenbilder • Selbst-, Zeit- und Stressmanagement • Evidence-based Nursing
4. Kommunikation in der Praxisanleitung	• Kommunikation und Interaktion • Beratung und Anleitung • Kollegiale Beratung
5. Didaktische und methodische Grundlagen	• Motivation und Lernpsychologie • Berufs- und Pflegepädagogik • Prüfen, Beurteilen und Beraten
Abschlussprüfung	**Simulation**

5.8 Phase 6: Simulation

Das entwickelte Strukturmodell schließt die Weiterbildung mit dem Schritt "Simulation" ab. Einhergehend mit der Phase Exploration des Cognitive Apprenticeship Model, sollen die Lernenden zum Abschluss der Weiterbildung in einer Simulation ihre erworbenen Fähigkeiten selbstständig und ohne die Unterstützung der Lehrenden (Collins et al., 1989) anwenden. Die Simulation beginnt mit der Beschreibung der Problemstellung (Fallsituation); in der Folge versuchen die Lernenden, Informationen über die Ursachen und das weitere Vorgehen zu finden, mit dem Ziel, eine Lösung für das vorliegende Problem zu entwickeln (Schulz et al., 2017). Dabei lassen sich Fallsituationen in der Darstellung hinsichtlich ihrer Komplexität unterscheiden. Das *Whole-Case-Format* (holistisches Format) beinhaltet bereits zu Beginn des Prozesses alle Informationen über die Situation bzw. die Klient*innen (Schulz et al., 2017). Dagegen beinhaltet das *Serial-Cue-Format* (serielles Format) zu Beginn nur wenige Informationen, da die Lernenden selbst auswählen können, welche Informationen sie als Nächstes benötigen (Schulz et al., 2017).

Bezogen auf das vorliegende Strukturmodell zur Entwicklung einer Weiterbildung zur Praxisanleitung in der Pflege wird der folgende Ablauf der Simulation empfohlen. Basierend auf den Ablaufphasen "Pre-Briefing", "Scenario" (Simulation des Szenarios) (Dieckmann, o. J.) und "Debriefing" (Steinwachs, 1992) beginnt die Simulation mit der Bearbeitung der Fallvignette. Hier erfolgt die Darstellung der Rahmenbedingungen, der Simulationsumgebung, der Spezifika und des Falls, verbunden mit einer spezifischen Aufgabenstellung. Hierauf basierend erfolgt die Simulation, in der die erarbeitete Aufgabenstellung umgesetzt wird. Hieran schließt sich die Reflexion auf Basis der Kompetenzen an. Hier werden die in der Simulation vorgenommenen Handlungen nach den Schritten des Debriefing (Steinwachs, 1992) durchgeführt. Die Leistung der Lernenden wird hierbei mit den in Phase 2 (siehe hierzu Abschn. 5.4) formulierten Lernzielen verglichen und reflektiert. Die beispielhafte Gestaltung des Ablaufschemas ist in Abb. 5.7 skizziert und in Abb. 5.8 konkretisiert.

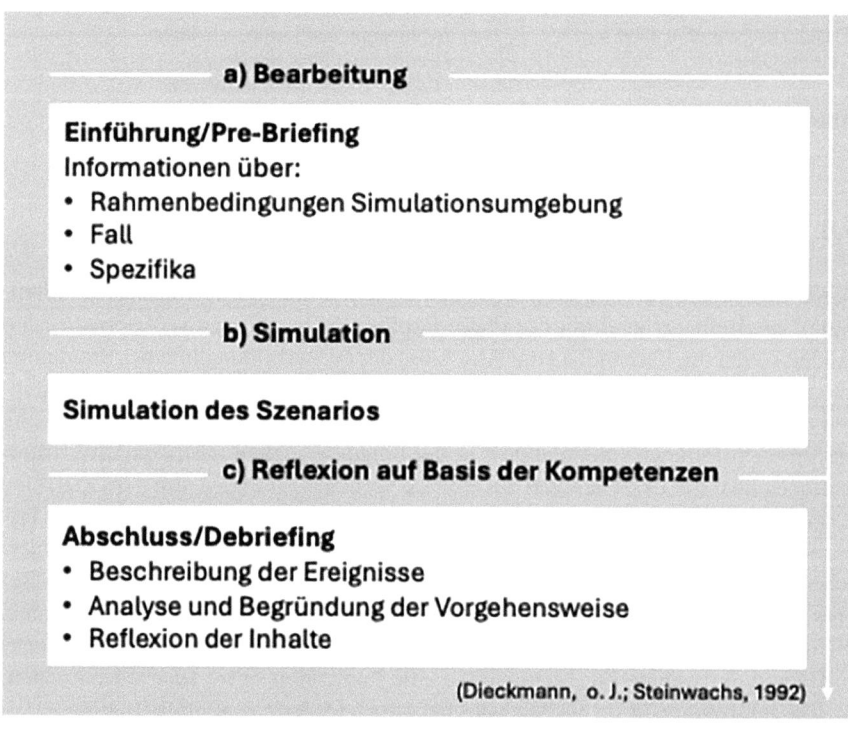

Abb. 5.7 Ablaufskizze Simulationsprüfung. (Eigene Darstellung, in Anlehnung an Diekmann, o. J. und Steinwachs, 1992)

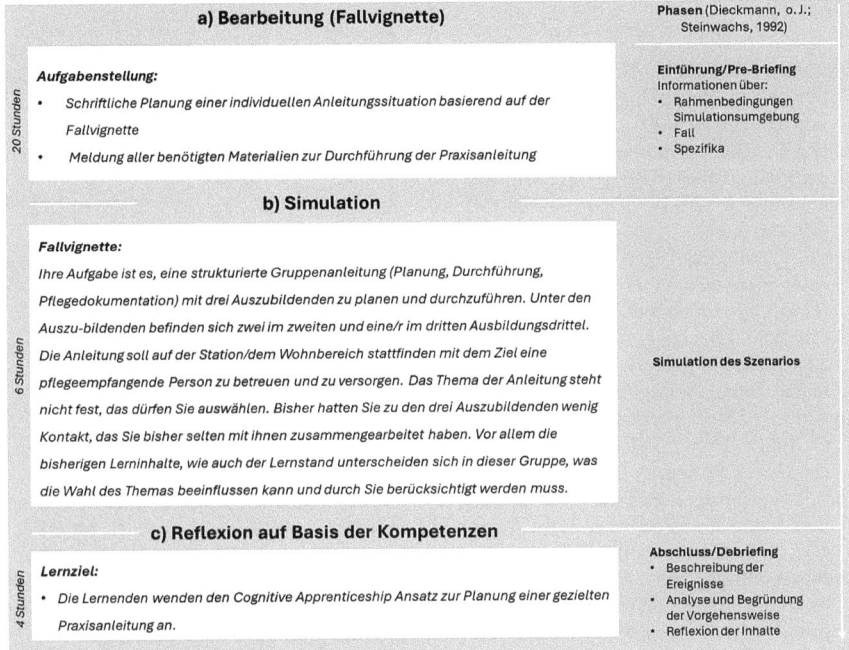

Abb. 5.8 Konkretisierter Ablauf der Simulationsprüfung

5.9 Zusammenfassung

Das in diesem Kapitel dargestellte Strukturmodell zur Entwicklung einer Weiterbildung zur Praxisanleitung in der Pflege bietet die Möglichkeit der Entwicklung von spezialisierten Angeboten, basierend auf den Vorgaben der PflAPrV. Durch die Verteilung des Inhalts von Präsenz- und Onlinephasen sowie des selbstgesteuerten Lernens wird dem Anspruch des ICM entsprochen, welches das Lernen effizient und interaktiv gestaltet (Schäfer, 2012). Der dadurch bedingte phasenweise Rückzug der Lehrenden steigert darüber hinaus die eigenständige Verarbeitung der Lerninhalte durch die Lernenden, basierend auf dem Cognitive Apprenticeship Model (Collins et al., 1989). Sichtbar gemacht werden diese Lernprozesse in der abschließenden Simulation mit dem Ziel, die festgelegten Kompetenzen zu erreichen (Breuer, 2018).

Abschließend ist festzuhalten, dass es sich bei den dargestellten Methoden um Vorschläge handelt und keine abgeschlossene Liste von Gestaltungsmöglichkeiten beschrieben wird. Die Adaption dieses Modells an die jeweilige Gruppe von Lehrenden und Lernenden wird im Zusammenhang mit dessen Verwendung sowohl als methodisch als auch didaktisch geboten angesehen.

Literatur

Anselmann, V., Bohn, B., & Strupeit, S. (2022). Praxisanleitende in der Pflege: Evaluation einer Weiterbildung. *Pädagogik der Gesundheitsberufe, 9*(2), 76–82. https://doi.org/10.293.000/30000-12108.

Balcke, D. (2022). *Erklär*videos – Eine kritische Analyse ihres Selbstanspruchs aus fach- und allgemeindidaktischer Perspektive. *Bildung und Erziehung, 75*(1), 24–40.

Baumgartner, P. (2011). *Taxonomie von Unterrichtsmethoden. Ein Plädoyer für didaktische Vielfalt*. Waxmann.

Bidder, C., Mogindol, S. H., Saibin, T. C., Andrew, S. A., & Naharu, N. (2016). Students' perceptions of blended learning and achievement. In J. E. Luaran, J. Sardi, A. Aziz, & N. A. Alias (Hrsg.), *Envisioning the future of online learning* (S. 213–225). Springer Singapore.

Bloom, B. S., Engelhart, M. D., Furst, E. J., Hill, W. H., & Krathwohl, D. R. (1956). *Taxonomy of educational objektives. The classification of educational goals*. Handbook 1: Cognitive Domaine. David McKay Company, Inc.

Breuer, G. (2018). Simulators don't teach – Lernprozesse und Simulation. In M. St. Pierre & G. Breuer (Hrsg.), *Simulation in der Medizin. Grundlegende Konzepte – Klinische Anwendung* (S. 57–81). Springer.

Chen, Y.-J., Chiang, I.-P., Tsai, K.-H., & Yang, H.-S. (2024). A study of exploring listening willingness and media effect on podcast. *Journal of Social Media Marketing, 3*(1), 1–21. https://doi.org/10.33422/jsmm.v3i1.1118

Collins, A., Brown, J. S., & Newman, S. E. (1989). Cognitive apprenticeship: Teaching the crafts of reading, writing and mathematics. In L. B. Resnick (Hrsg.), *Knowing, learning, and instruction: Essays in honor of Robert Glaser* (S. 453–494). Lawrence Erlbaum Associates.

Cursio, M., & Jahn, D. (2022). *Leitfaden zur Formulierung kompetenzorientierter Lernziele auf Modulebene*. https://www.nat.fau.de/files/2015/12/03-Leitfaden-Leitfaden-zur-Formulierung-kompetenzorientierter-Lernziele-auf-Modulebene-NatFak-und-FBZHL.pdf. Zugegriffen am 26.09.2024

Dieckmann, P. (o.J.). *Simulation is more than technology – The simulation setting*. https://laerdalcdn.blob.core.windows.net/downloads/f1199/AEVMXBWM/Simulation-is-spreading-around-the-world%2D%2D-FINAL-WEB-Version-LA-Brazil.pdf. Zugegriffen am 29.09.2024

Drew, C. (2017). Edutaining audio: An exploration of education podcast design possibilities. *Educational Media International, 54*(1), 48–62. https://doi.org/10.1080/09523987.2017.1324360

Fernandez, V., Sallan, J. M., & Simo, P. (2015). Past, Present, and Future of podcasting in higher education. In M. Li & Y. Zhao (Hrsg.), *Exploring learning & teaching in higher education* (New frontiers of educational research). https://doi.org/10.1007/978-3-642-55352-3_14

Findeisen, S., Horn, S., & Seifried, J. (2019). „Lernen Durch Videos – Empirische Befunde Zur Gestaltung Von Erklärvideos". *MedienPädagogik: Zeitschrift für Theorie Und Praxis Der Medienbildung* 2019 (Occasional Papers): 16–36. https://doi.org/10.21240/mpaed/00/2019.10.01.X

Jiang, Z., Wu, H., Cheng, H., Wang, W., Xie, A., & Fitzgerald, S. R. (2021). Twelve tips for teaching medical students online under COVID-19. *Medical education online, 26*(1), 1854066. https://doi.org/10.1080/10872981.2020.1854066

Jowitt, A. (2008). Perceptions and usage of library instructional podcasts by staff and students at New Zealand's Universal College of Learning (UCOL). *Reference Services Review, 36*(3), 312–336.

Kenner, A., & Jahn, D. (2017). Flipped Classroom – Hochschullehre und Tutorien umgedreht gedacht. In A. Eßer, H. Kröpke, & H. Wittau (Hrsg.), *Tutorienarbeit im Diskurs III – Qualifizierung für die Zukunft* (S. 35–58). WTM.

Khan, R. A., Atta, K., Sajjad, M., & Jawaid, M. (2021). Twelve tips to enhance student engagement in synchronous online teaching and learning. *Medical Teacher, 44*(6), 601–606. https://doi.org/10.1080/0142159X.2021.1912310

Krathwohl, D. R. (2001). A revision of bloom's taxonomy: An overview. *Theory into Practice, 41*(4), 212–218.

Krämer, A., & Böhrs, S. (2016). How Do Consumers Evaluate Explainer Videos? An Empirical Study on the Effectiveness and Efficiency of Different Explainer Video Formats. *Journal of Education and Learning.* https://doi.org/10.5539/jel.v6n1p254

Kugelmeyer, C. (2018). Wie gut erklären Erklärvideos? Ein Bewertungs-Leitfaden. *Computer + Unterricht, 109,* 8–11.

Leicher, V., & Mulder, R. H. (2018). Development of vignettes for learning and professional development. *Gerontology & Geriatrics Education, 39*(4), 464–480. https://doi.org/10.1080/02701960.2016.1247065

McDonald, E. W., Boulton, J. L., & Davis, J. L. (2018). E-learning and nursing assessment skills and knowledge – An integrative review. *Nurse Education Today, 66,* 166–174. https://doi.org/10.1016/j.nedt.2018.03.011

Ministerium für Gesundheit, Soziales und Integration Baden-Württemberg. (2024). *Aktuelle Informationen zur Praxisanleitung nach dem PflBG.* https://sozialministerium.baden-wuerttemberg.de/fileadmin/redaktion/m-sm/intern/downloads/Downloads_Gesundheits-_Pflegeberufe/Informationsblatt_Praxisanleitung.pdf. Zugegriffen am 25.09.2024

Pittich, D., & Tenberg, R. (2020). Hybride Lernlandschaften im beruflichen Unterricht: Editorial. *Journal of Technical Education, 8*(2), 13–25.

Pratama, H., Azman, M. N. A., Kassymova, G. K., & Duisenbayeva, S. S. (2020). The trend in using online meeting applications for learning during the period of pandemic COVID-19: A literature review. *Journal of Innovation in Educational and Cultural Research, 1*(2), 58–68.

Priyakorn, A. (2023). Exploring podcast genres and formats: An integrated analysis of Thai podcast content distribution. *Communication and Media in Asia Pacific, 6*(2), 14–38. https://doi.org/10.14456/cmap.2023.7

Reich, K. (1996). Systemisch-konstruktivistische Didaktik. Eine allgemeine Zielbestimmung. In R. Voß (Hrsg.), *Die Schule neu erfinden. Systemisch-konstruktivistische Annäherung an Schule und Pädagogik* (S. 70–91). Luchterhand.

Salmon, G., Edirisingha, P., Mobbs, M., Mobbs, R., & Dennett, C. (2008). *How to create podcasts for education.* Open University Press.

Sams, A. (2012). Der „Flipped" Classroom. In J. Handke & A. Sperl (Hrsg.), *Das Inverted Classroom Modell. Begleitband zur ersten deutschen ICM-Konferenz* (S. 13–22). Oldenburger Wissenschaftsverlag.

Schäfer, A. M. (2012). Das Inverted Classroom Model. In J. Handke & A. Sperl (Hrsg.), *Das Inverted Classroom Modell. Begleitband zur ersten deutschen ICM-Konferenz* (S. 3–10). Oldenburger Wissenschaftsverlag.

Schmal, J. (2023). *Unterrichten und Präsentieren in Gesundheitsfachberufen Methodik und Didaktik für Praktiker* (2. Aufl.). Springer.

Schorn, A. (2022). Online explainer videos: Features, benefits, and effects. *Frontiers in Communication, 7*(1034199). https://doi.org/10.3389/fcomm.2022.1034199

Schön, S. (2013). Klappe zu! Film ab! Gute Lernvideos kinderleicht erstellen. In J. Pauschenwein (Hrsg.), *Lernen mit Videos und Spielen* (S. 3–10). FH Joanneum.

Schulz, C., Sailer, M., Kiesewetter, J., Meyer, C. M., I. Gurevych, F. Fischer, & M. Fischer (2017). *Fallsituationen und automatisches adaptives Feedback mittels Künstlicher Intelligenz in digitalen Lernumgebungen.* https://download.hrz.tu-darmstadt.de/media/FB20/Dekanat/Publikationen/UKP/erfahrungsbericht_2017_schulz-et-al_fallsimulationen-und-automatisches-adaptives-feedback-mittels-kuenstlicher-intelligenz-in-digitalen-lernumgebungen.pdf. Zugegriffen am 29.09.2024

Sonntag, K., & Stegmaier, R. (2007). *Arbeitsorientiertes Lernen. Zur Psychologie der Integration von Lernen und Arbeit.* Kohlhammer.

Steinwachs, B. (1992). How to facilitate a debriefing. *Simulation & Gaming, 23*(2), 186–195. https://doi.org/10.1177/1046878192232006

Willison, J. (2020). „What is our purpose?" In *The models of engaged learning and teaching: Connecting sophisticated thinking from early childhood to PhD,* 1–28. Springer Singapore. https://doi.org/10.1007/978-981-15-2683-1_1

Wolf, K. D. (2015). Video-Tutorials und Erklärvideos als Gegenstand, Methode und Ziel der Medien- und Filmbildung. In A. Hartung, T. Ballhausen, C. Trültzsch-Wijnen, A. Barberi, & K. Kaiser-Müller (Hrsg.), *Filmbildung im Wandel* (S. 121–131). New Academic Press (Mediale Impulse 2).

Zhang, R., Bi, N. C., & Mercado, T. (2023). Do zoom meetings really help? A comparative analysis of synchronous and asynchronous online learning during Covid-19 pandemic. *Journal of Computer Assisted Learning, 39*(1), 210–217. https://doi.org/10.1111/jcal.12740

Professionsentwicklung der Praxisanleitenden unter fachdidaktischer Perspektive

6

Marcus Mittenzwei

Inhaltsverzeichnis

6.1	Domänenspezifika des Pflegeberufs..	114
6.2	Fachdidaktische Anforderungen an die professionelle Praxisanleitung.....................	117
6.3	Fachdidaktisches Wissen von Praxisanleitenden als Professionsmerkmal................	122
6.4	Perspektiven auf die Fundierung der Praxisanleitung als Profession........................	126
Literatur...		133

Die folgenden Ausführungen haben die Zielstellung, ein abschließendes kritisches Resümee zu den zentralen Impulsen des Herausgeberwerks zu ziehen. Die unterschiedlichen Beiträge heben insbesondere die Bedeutung der Professionalität von Praxisanleitenden hervor, beispielsweise bei der kontinuierlichen Verbindung unterschiedlichster Perspektiven (Lernorte, Settings, Lernende oder institutionelle sowie gesellschaftliche Anforderungen) in den Aneignungsprozessen. Die Beiträge verdeutlichen weiterführend den enormen Stellenwert der pädagogischen Kompetenz von Praxisanleitenden, die als Professionsmerkmal verstanden werden kann. Deshalb sollen im Folgenden, basierend auf unterschiedlichen Domänenspezifika des Pflegeberufs, spezifische fachdidaktische Kompetenzanforderungen abgeleitet und diese vor bestehenden Kompetenzstandards gespiegelt werden. Dies geschieht mit der Intention, die unterschiedlichen Impulse des Herausgeberwerks einer verbindenden Grundlage zuzuführen, welche weiterführende theoretische und empirische Arbeiten fundieren kann.

M. Mittenzwei (✉)
Hamburger Fern-Hochschule, Hamburg, Deutschland
E-Mail: Marcus.Mittenzwei@hamburger-fh.de

© Der/die Autor(en), exklusiv lizenziert an Springer-Verlag GmbH, DE, ein Teil von Springer Nature 2025
V. Anselmann et al. (Hrsg.), *Die Praxisanleitungsmethode*,
https://doi.org/10.1007/978-3-662-71127-9_6

6.1 Domänenspezifika des Pflegeberufs

Das Tätigkeitsfeld von Praxisanleitenden sieht sich unterschiedlichen Wandlungsimpulsen gegenübergestellt. Diese beziehen sich auf den Pflegeberuf und gleichzeitig auf die berufliche Tätigkeit von Praxisanleitenden. Hierbei tritt als zentraler Wandlungsimpuls das Jobenrichment in den Vordergrund. Dieser Begriff unterstreicht, dass eine betriebliche Arbeitseinteilung bzw. Arbeitseinheit, die an beruflichen Ausbildungswegen orientiert und mit festen Kompetenz- und Verantwortungszuschreibungen versehen war, Veränderungsprozessen unterliegt. Zunehmend werden pflegerische Arbeitseinteilungen neu organisiert und mit vormals fachfremden Anforderungen angereichert (Tiemann, 2013, S. 63). Diese Auflösung, Erweiterung, Verlagerung und Reduzierung berufsspezifischer Kompetenzen führen zu einer Veränderung von bestehenden Berufskonzepten (Pahl, 2020, S. 168). Hierbei stellt sich die Frage, welche Auswirkungen diese Entwicklungen auf das pflegeberufliche Bildungssystem erkennen lassen. Entberuflichung oder Employability stellen Überbegriffe für soziostrukturelle und technisch-ökonomische Umbrüche und Entwicklungen des Beschäftigungssystems dar, die die pflegeberufliche Bildung auffordern, geeignete Maßnahmen im Sinne von Bildungskonzepten zu generieren. Spezialisierung, Zeitdruck, Normierung der Arbeitsabläufe und Ökonomisierung stellen für den pflegeberuflichen Kontext keine neuen Erscheinungen dar, sondern sind schon lange wesentliche Aspekte der beruflichen Realität, welche in diesen Konzepten berücksichtigt werden müssen. Kap. 2 des Herausgeberwerks veranschaulicht als weiteren zentralen Wandlungsimpuls der pflegeberuflichen Bildung die Ausbildungsfinanzierung und damit auch die finanziellen Grundlagen der praktischen Pflegeausbildung. Diese ist Konjunktur- und Strukturabhängigkeiten und damit einhergehend einer verstärkten Kostenorientierung der praktischen Ausbildungsbetriebe unterworfen. Gleichzeitig müssen in den pflegeberuflichen Ausbildungen immer stärker Ausbildungsreserven, beispielsweise hinsichtlich der Anzahl von verfügbaren Praxisanleitenden im ambulanten Setting, mobilisiert werden. Weitere Wandlungsimpulse mit Auswirkung auf den Pflegeberuf und die Profession der Praxisanleitenden stellen Digitalisierung, Globalisierung, demografische Entwicklungen sowie der individuelle gesellschaftliche Wandel von Werten und Ansprüchen dar, die es ebenso zu berücksichtigen gilt (Georg & Sattel, 2020, S. 229 f.; Schraube & Marvakis, 2020, S. 282 ff.). Die Auseinandersetzung mit Wandlungsimpulsen lässt unterschiedliche Domänenspezifika des Pflegeberufs erkennbar werden, die in pflegeberufliche Bildungsprozesse transferiert werden müssen. Somit stellen diese Domänenspezifika zentrale Anhaltspunkte didaktischer Handlungen von Praxisanleitenden dar.

Die *demografische Entwicklung* in Deutschland lässt einen starken Anstieg der Population älterer Menschen erkennen. Dies bedeutet gleichzeitig, dass sich zukünftig auch die Population von Menschen mit Pflegebedarf erhöhen und somit der Bedarf an Pflegenden steigen wird. Bei einer detaillierten Betrachtung der Population der älteren Menschen wird erkennbar, dass sich eine Zunahme älterer alleinstehender Personen abzeichnet und damit mehr Einzelpersonenhaushalte vorherrschen werden. Ebenso gibt es, als Auswirkung der unterschiedlichen Zuwanderungswellen, einen wesentlichen Anteil älterer Menschen mit Migrationshintergrund. Zusätzlich steigt die Anzahl der Menschen mit Behinderung in der Gruppe der Menschen mit Pflegebedarf (Stölting & Hasseler, 2020, S. 252 ff.).

Als zweites Domänenspezifikum lassen sich unterschiedliche direkte Auswirkungen des *sozialen Wandels* auf den Pflegeberuf erkennen. Es kann beispielsweise nicht mehr von einer Wohnortnähe der Angehörigen ausgegangen werden. Deshalb werden Pflege- sowie Betreuungstätigkeiten immer seltener durch Angehörige übernommen (Cramer & Schönberg, 2020, S. 229). Des Weiteren wird eine Zunahme von kinderlosen Ehepaaren bzw. Singlehaushalten erkennbar, die Indikatoren für die Auflösung eines traditionellen Familiensystems darstellen. Dafür spricht auch die steigende Frauenerwerbsquote, welche die Möglichkeit einer unproblematischen Vereinbarung von Beruf, Familie und Pflege für Frauen sinken lässt (Stöver, 2010, S. 26 f.).

Ein weiteres Domänenspezifikum stellt die *Veränderung des Krankheitsspektrums* dar, beispielsweise durch die Zunahme psychischer Erkrankungen wie Depressionen oder Demenzerkrankungen sowie von chronischen Erkrankungen. Ebenso ist eine steigende *Multimorbidität* von Klient*innen zu beobachten. Damit verbunden, aber auch als Folge einer immer stärkeren *Ökonomisierung des Gesundheitswesens*, erfolgt eine zunehmende Inanspruchnahme professioneller Pflegeleistungen (Sauter et al., 2020, S. 293 ff.). Durch die Ökonomisierung des Gesundheitssektors vollziehen sich immer stärker eine frühzeitige Verlegung und Auslagerung von Leistungen und Klient*innengruppen in die stationäre Langzeitpflege, in die geriatrische Rehabilitation, in diverse Formen der Kurzzeit- und Tagespflege sowie in den Bereich der ambulanten Pflege. Gleichzeitig steigt die Zahl der Klient*innen mit therapeutischen Bedarfen, Bedarfen im Bereich der solitären behandlungspflegerischen Tätigkeiten sowie der sozialen Betreuung. In diesem Aufgabenfeld werden von professionell Pflegenden vor allem Kompetenzen im Bereich der *beratenden* und *anleitenden Tätigkeit* gefordert, um beispielsweise einen kostenintensiven Drehtüreffekt zu vermeiden (Bald et al., 2020, S. 279 f.).

Kap. 4 beschreibt eine zunehmend notwendige *Evidenzbasierung*. Diese bietet die unmittelbare Grundlage für die professionelle Anwendung unterschiedlicher Instrumente zur Diagnose des Pflegebedarfs, der Planung und Durchführung von Pflegemaßnahmen sowie deren Evaluation. Insbesondere die spezifische und individuelle Pflegediagnostik ermöglicht die Gewährleistung einer hohen Versorgungsqualität durch empirisch abgesicherte Pflegeinterventionen. Dabei ist eine *intensive Vernetzung unterschiedlicher gesundheitsberuflicher Professionen* erforderlich, die beispielsweise Konzepte zur Stärkung des ambulanten Gesundheitswesens oder der stationären Langzeitpflege fokussiert und die Ausweitung der Aufgabenfelder *Prävention*, *Rehabilitation* und *Palliation* einschließt. Hierbei besteht die Herausforderung, potenzielle Schnittstellenkonflikte, welche durch die *Entstehung neuer Gesundheitsberufe* auf unterschiedlichsten Niveaus und mit unterschiedlichsten Zuständigkeiten auftreten, zu vermeiden (Landenberger et al., 2005, S. 13 f.). Durch diese erforderliche *Interdisziplinarität* und *Multiprofessionalität* von Gesundheitsberufen können herausfordernde Betreuungssituationen (Chronizität, psychische Erkrankungen) professionell gehandhabt werden. Karl-Heinz Sahmel erkennt in diesen multiprofessionellen Handlungssituationen die besondere Relevanz von *psychosozialen* und *kommunikativen Kompetenzen* der beteiligten Berufsgruppen (Sahmel, 2015, S. 300). Professionelles Handeln wird hierbei vor allem durch personenbezogenes bzw. subjektorientiertes Handeln erkennbar. Darüber hinaus wird Professionalität durch *vertretendes* und *begleitendes Handeln* realisiert. Dabei ist das pflegeprofessionelle Handeln immer theoretisch begründet. Dieses domänenspezifische Fachwissen zeichnet eine eigene Systematik aus, die in den unterschiedlichen Pflegehandlungen individuell strukturiert und ebenso individuell performant beobachtbar wird.

Dieser individuelle Faktor des Professionswissens kann gerade in der domänenspezifischen Kompetenz des *pflegespezifischen hermeneutischen Fallverstehens* erkannt werden. Hierbei deuten Pflegende beispielsweise das Krankheitsverständnis der Klient*innen sowie ihrer Angehörigen bzw. des sozialen Umfeldes, um professionelle Pflege zu ermöglichen (Lauxen & Höhmann, 2021, S. 15). Dafür müssen Klient*innen und ihr soziales Umfeld als ein eigenes System verstanden und allen Systemmitgliedern passende Unterstützungsmaßnahmen angeboten werden. An dieser Stelle wird auch eine notwendige *Reflexionskompetenz* professionell Pflegender wichtig, welche es begünstigt, offene und ambivalente Situationen individuell und flexibel zu handhaben (Lautenschläger & Dunger, 2021, S. 30 ff.), was in besonderer Weise die Praxisanleitungsmethode (PAM) in Kap. 3 herausstellt.

Darüber hinaus lassen sich weitere Aspekte erkennen, die domänenspezifische Herausforderungen für Pflegeberufe darstellen: Dazu gehört die voranschreitende *Technisierung* der Pflege und Medizin, mit allen damit verbundenen Chancen und Risiken, ebenso wie eine drohende bzw. gegenwärtige *Kostenexplosion* im Gesundheitswesen. Bei zunehmenden Aktivitäten der *Qualitätsentwicklung und -sicherung* bedeutet eine angestrebte Kostenneutralität zugleich eine steigende *Beteiligung der Klient*innen* bzw. der Versicherten an Leistungen des Gesundheitssystems (Sahmel, 2015, S. 296 ff.). Abb. 6.1 visualisiert zusammenfassend die diskutierten domänenspezifischen Herausforderungen.

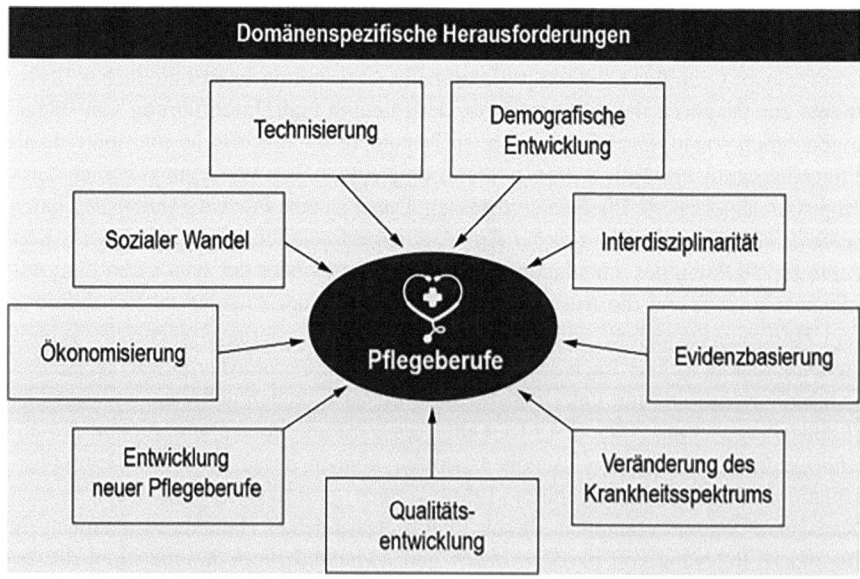

Abb. 6.1 Domänenspezifische Herausforderungen des Pflegeberufs. (Eigene Abbildung)

6.2 Fachdidaktische Anforderungen an die professionelle Praxisanleitung

Basierend auf den dargestellten domänenspezifischen Herausforderungen wird erkennbar, dass in fachdidaktischen Konzeptionen spezifische Aspekte beachtet werden müssen. Dies unterstreichen auch die Ausführungen hinsichtlich des situierten Lernens im ersten Kapitel, welches sich immer in Bezug auf konkrete Umstände oder Situationen vollzieht. Damit verbunden geben die dargestellten Domänenspezifika eine Antwort auf die Frage nach der Relevanz von Lerninhalten – also dem konkreten Bezug zum Pflegeberuf. Diese konkretisieren sich beispielsweise in einer *pflegeberuflichen Kommunikations- und Reflexionskompetenz*. Einen weiteren pflegespezifischen Inhalt stellt die pflegeberufliche Verantwortung im Bereich der *evidenzbasierten Pflege* dar sowie die *Gesamtverantwortung für den Pflegeprozess*.

Kap. 2 stellt die Relevanz der Orientierung an der beruflichen Handlungskompetenz für alle fachdidaktischen Konzeptionen und Handlungen von Praxisanleitenden heraus. Die Ausführungen dieses Kapitels verdeutlichen ebenfalls, dass sich diese Kompetenz in komplexen und ambivalenten Situationen zeigt, in denen Pflegende oft individuell, aber auch iterativ die jeweiligen Pflegesituationen deuten und analysieren müssen, um darauf aufbauend selbstständig professionell handeln zu können. Somit kann eine weitere Konkretisierung der didaktischen Anforderungen in der Bearbeitung von *komplexen Handlungssituationen* erkannt werden, die gemeinsam mit den Lernenden bearbeitet werden müssen, um eine professionelle Handlungskompetenz zu entwickeln.

Dies betont insbesondere Kap. 3 im Kontext der komplexen Lernumgebungen, die unterschiedliche Lernsituationen vereinen. Zugleich wird dabei erkennbar, dass komplexe Lernumgebungen eine professionelle Begleitung der Lernenden hinsichtlich der Entwicklung eines Professionsverständnisses erforderlich machen. Hierbei ist eine stärkere *Professionsorientierung* notwendig, die ein professionelles *Dienstleistungsverständnis* einschließt. Dafür muss auch unter der fachdidaktischen Perspektive berufliche Pflege „als eine Dienstleistung professioneller Hilfe für Menschen, die, bedingt durch – möglicherweise nur episodische oder sich weit erstreckende – Erkrankungen, Behinderungen, Leiden oder Gebrechen, Einschränkungen bis hin zum Verlust ihrer bio-psycho-sozialen Integrität erleben" (Remmers, 2006, S. 185), verstanden werden. Dieses Dienstleistungsverständnis kann beispielsweise durch ein präventives und rehabilitatives Handeln von Pflegenden erkennbar werden, das die Klient*innen nicht als passive Pflegeempfänger*innen versteht, sondern diese aktiv als selbstverantwortliche Personen in den Pflegeprozess einbezieht (Stöver, 2010, S. 339). Bischoff-Wanner und Reiber sprechen im Kontext dieses Selbstverständnisses von einer Stärkung der helfenden, beratenden, organisierenden und analytisch-bewertenden Rolle der professionell Pflegenden, welche in der Ausbildung angebahnt werden muss (Bischoff-Wanner & Reiber, 2008, S. 177 ff.). Daraus lässt sich für das fachdidaktische Handeln die notwendige Stärkung der *Selbstorganisationsfähigkeit* der Lernenden ableiten. Das bedeutet, Aneignungsprozesse so zu gestalten, dass die Kompetenzen für einen erforderlichen *lebenslangen Kompetenzerwerb* durch die Praxisanleitenden besonders fokussiert werden, wobei das persönlichkeitsbildende Potenzial der Aneignungsprozesse nicht zugunsten der fachlichen Verwertbarkeit vernachlässigt werden darf (Stöver, 2010, S. 43). An dieser Stelle verortet Eylmann den notwendigen *Subjektbezug* für Aneignungsprozesse. Dieser Subjektbezug fokussiert die Anerkennung der unterschiedlichen Lebenswelten und fördert, dass Bildungsprozesse an diesen Lebenswelten anknüpfen können. Das hat eine Abkehr von jeglicher Form der Uniformität in Anleitungsprozessen zur Folge, was auch in Kap. 1 hervorgehoben wird.

Unter dem Fokus des Subjektbezugs sind die Anbahnung der Reflexions- und Kommunikationsfähigkeit sowie einer kritischen Urteilsfähigkeit und die Ermutigung und Stärkung der Widerstandsfähigkeit zentrale Zielstellungen (Eylmann, 2017, S. 97 f.). Vertiefend können in dieser Blickrichtung weitere fachdidaktische Aspekte herausgearbeitet werden, die genau diese Bestrebungen und Zielstellungen unterstützen und fördern: *Situationsorientierung, Fallorientierung und Problemorientierung* ermöglichen, dass berufliche Handlungssituationen im Zentrum der Aneignungsprozesse stehen (Oelke & Meyer, 2014, S. 18 f.). Tiemann leitet aus den unterschiedlichen Veränderungstendenzen ab, dass andere und höhere Qualifikationen erforderlich erscheinen, um den steigenden Anforderungen der beruflichen Praxis gerecht werden zu können. Hierbei zeigt sich eine notwendige Verschiebung des inhaltlichen Vorgehens, weg von spezifischen und eher kleineren thematischen Einheiten hin zur Bearbeitung von komplexen Inhalten, die stets einen beruflichen Kontext aufweisen müssen. Speziell für das didaktische Handeln der Praxisanleitenden ist dabei erkennbar, dass das Prinzip der Konkretion durch das *Prinzip der Generalisation* abgelöst wird, wie die Ausführungen zur generalistischen Pflegeausbildung in Kap. 1 und 2 umfassend erläutern. Dabei muss eine kontinuierliche Verbindung der unterschiedlichen Ausbildungsinhalte in die berufliche Praxis hinein erfolgen und aufrechterhalten werden, um berufliche Wandlungsimpulse zu berücksichtigen (Tiemann, 2013, S. 81 f.). Diesen Aspekt konkretisierend, wird unter der didaktischen Perspektive erkennbar, dass vor allem die Selbstständigkeit, das Verantwortungsbewusstsein, die Teamfähigkeit und die Fähigkeit, mit Unbestimmtem und Unsicherem umzugehen (*Ambiguitätstoleranz*), gefördert werden müssen (Fuchs & Reuter, 2000, S. 80). Um den diversen Wandlungsimpulsen effektiv zu begegnen, müssen darüber hinaus unterschiedliche *technologische und soziale Kompetenzen in der Breite* gefördert werden. Gleichzeitig dürfen *außerfachliche und fachübergreifende Kompetenzen* nicht aus dem Blick geraten. Dies sind beispielsweise *kommunikative Kompetenzen* oder *Kompetenzen, die Team- und Projektarbeiten* fokussieren. Relevant erscheinen ebenso Kompetenzen, die ein lebenslanges Weiterlernen unterstützen. Fuchs und Reuter bezeichnen diese Kompetenzen als *Selbstlern-, Motivations- und Kommunikationskompetenzen*, die auch in fachspezifischen Prüfungen zu fokussieren sind (Fuchs & Reuter, 2000, S. 81). Auch Pahl folgert, dass die tradierten Berufskonzepte nicht mehr allein die Basis für das didaktische Handeln darstellen können. Deswegen erscheinen neben der *fachlichen Kompetenz* auch *strategische und reflexive Kompetenzen* erforderlich. Fachdidaktisches Handeln muss kontinuierlich die *Handlungs- und Problemlösefähigkeiten* perspektivieren und diese immer wieder neu in den Aneignungsprozessen miteinander verzahnen. Dabei fördert die kontinuierliche Reflexion über soziale, ökonomische und ökologische Zusammenhänge im Sinne des kritisch-emanzipatorischen Berufsbildungsverständnisses (Büchter, 2019, S. 2 ff.) einen gelingenden Transfer dieser Kompetenzen in die berufliche Realität. Dadurch können die Lernenden die zukünftigen Herausforderungen und Veränderungen der Berufswelt aktiv gestalten (Gudjons & Traub, 2020, S. 393).

Da diese Entwicklungsprozesse der Lernenden einer hohen Subjektivität unterliegen, erscheint es grundlegend, eine normierende Outcome-Orientierung zu vermeiden und Lernziele offenzuhalten, um individuelle Kompetenzentwicklungen zu ermöglichen (Geißler & Geramanis, 2001, S. 46). Diese Individualität im Kontext des didaktischen Handelns von Praxisanleitenden ist in vielerlei Hinsicht eine große Herausforderung. Zu diesen Herausforderungen zählen beispielsweise *unterschiedlich ausdifferenzierte Ausbildungsziele und Ausbildungsniveaus* sowie eine Ausweitung der Pflegebildung in den Bereich der *Fort- und Weiterbildung*, die eine Spezialisierung nach der Generalisierung erlauben soll (Reiber et al., 2019, S. 45). Ebenso stellt der professionelle Umgang mit unterschiedlichen Heterogenitätsdimensionen der Lernenden (z. B. soziale Herkunft, Schulabschlüsse, Sprachkenntnisse, subjektive Einstellungen zum Arbeiten und Lernen) eine zentrale Herausforderung dar (Mittenzwei, 2024, S. 252).

Eine wesentliche Zielstellung im didaktischen Handeln ist hierbei, dass die Lernenden durch die berufliche Bildung auf die Heterogenität der Gesellschaft vorbereitet werden (KMK, 2018, S. 14). Dabei sollten besonders am Ausbildungsbeginn die heterogenen Lernvoraussetzungen der Lernenden bewusst berücksichtigt werden. Pahl verweist dabei auf die Fokussierung von schulischen Basiskenntnissen, Sprachkompetenzen, Durchhaltevermögen, Konfliktfähigkeit, Leistungsbereitschaft, Wissen über die Arbeits- und Berufswelt sowie Selbsteinschätzungs- und Informationskompetenz (Pahl, 2020, S. 220). Als unterstützende Faktoren stellen die Differenzierungen der Ausbildungsgänge und unterschiedliche Formen der Offenheit und Binnendifferenzierung beispielhafte Gelingensfaktoren für das professionelle Handeln von Praxisanleitenden dar. Zusätzlich erscheint eine persönliche Begleitung der Lernenden bei unterschiedlichen Rollenwechseln und ggf. -konflikten während der Ausbildung als sehr relevant (Sahmel, 2015, S. 262).

Limitierend ist jedoch zu erwähnen, dass sich all diese Aspekte nur in Abhängigkeit von den zur Verfügung stehenden Ressourcen an den praktischen Lernorten realisieren lassen, wie dies beispielsweise in Bezug auf das Skills Lab in Kap. 4 dargelegt wird. Zusammenfassend zeigt Abb. 6.2 eine komprimierte Darstellung der domänenspezifischen Herausforderungen und daraus resultierender fachdidaktischer Anforderungen für Praxisanleitende.

Als wesentlicher Wandlungsimpuls auf die berufliche Bildung wurde der Prozess der Digitalisierung im Kontext der Weiterbildung zur Praxisanleitung in Kap. 5 diskutiert. Da die Digitalisierung ein zentrales Thema für die pflegeberuflichen Bildungsprozesse darstellt, soll dieser Wandlungsimpuls hier vertieft werden. Dies erscheint vor dem Hintergrund, dass aufgrund der enormen Auswirkungen der Digitalisierung auf die Arbeitswelt diese in Form eines Querschnittsthemas Eingang in fachdidaktisches Handeln finden muss, angemessen, um digitale Kompetenzen der Lernenden zu fördern. Hierbei ist die Verbindung von fachspezifischen Aspekten

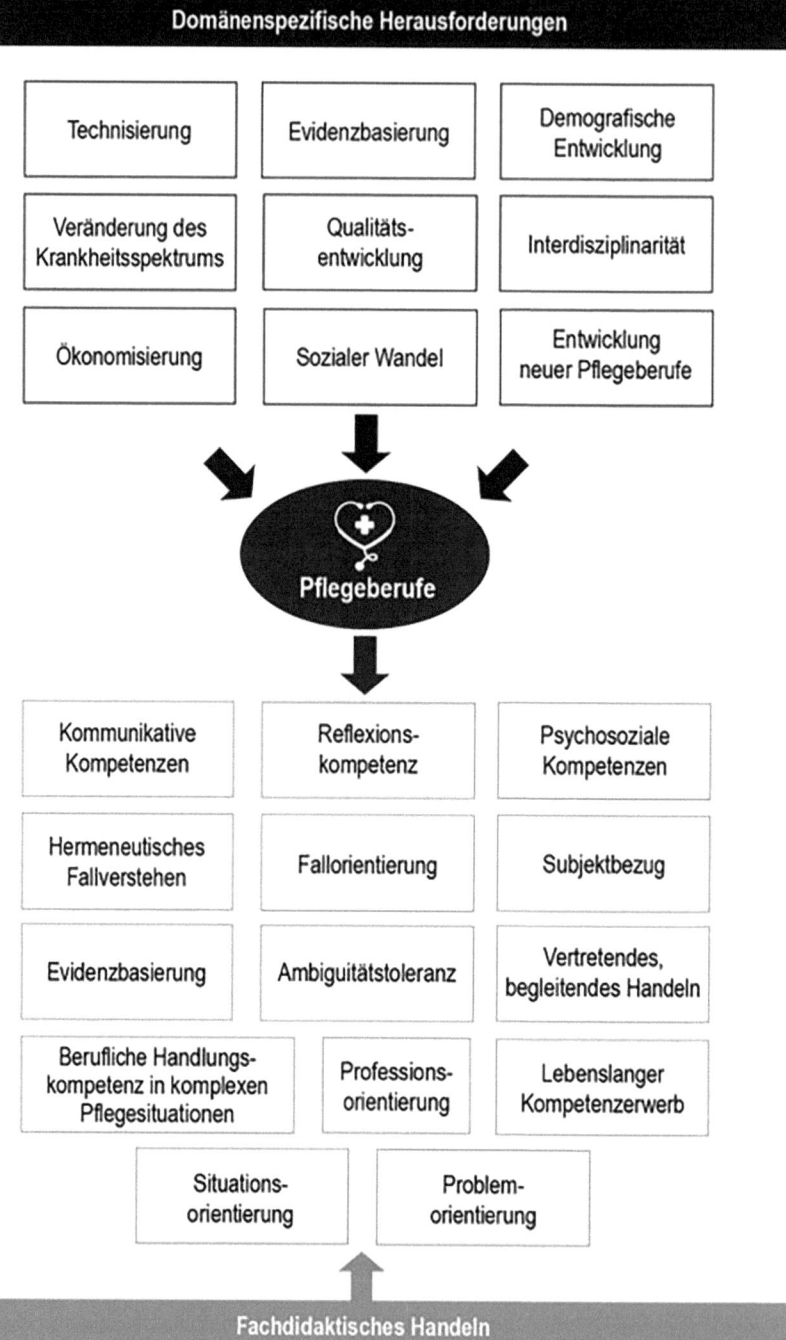

Abb. 6.2 Domänenspezifische Aspekte des fachdidaktischen Handelns. (Eigene Abbildung)

und allgemeinen Bildungsaspekten zu berücksichtigen. Dies kann realisiert werden, indem sich die Lernenden neben den fachspezifischen Anwendungsebenen mittels einer kritischen Reflexion über die Auswirkungen der Digitalisierung auf der persönlichen und gesellschaftlichen Ebene auseinandersetzen. Die vielseitigen Auswirkungen der Digitalisierung beschreiben Georg und Sattel in folgender Weise:

> *„Einerseits ermöglicht Digitalisierung die Entlastung von körperlich schwerer und monotoner Arbeit, andererseits geht sie einher mit einer stärkeren Fremdbestimmung, neuen Mustern betrieblicher Verhaltens- und Leistungskontrolle und einer Verdichtung der Arbeit. Zugleich löst sich die traditionelle Trennung zwischen Arbeits- und Privatleben immer mehr auf. Der Einsatz lernfähiger digitaler Systeme tritt in Konkurrenz zu menschlichem Erfahrungswissen."* (Georg & Sattel, 2020, S. 228)

Brutzer und Kastrup (2019, S. 12) beschreiben unterschiedliche Auswirkungen der Digitalisierung auf Fachwissenschaften, Berufspädagogik und Fachdidaktiken. Dabei sind *Fachwissenschaften* dazu aufgefordert, intensiver zu betrachten, wie der Prozess der Digitalisierung die unterschiedlichen Arbeits- und Geschäftsprozesse verändert und wie sich das Substituierungspotenzial in den einzelnen Geschäftsbereichen konkretisiert (z. B. durch die Auseinandersetzung mit den Aspekten Datenschutz und Datensicherheit). Die *Berufspädagogik* muss fokussieren, welche Auswirkungen die Digitalisierung auf die Konzepte Arbeit und Beruf hat und welche Konsequenzen sich beispielsweise für gesetzliche Grundlagen, Prüfungen oder auf der curricularen Ebene ergeben. Ausbildungsberufunabhängig definiert das BIBB den Aspekt der digitalisierten Arbeitswelt als Ausbildungsinhalt mit grundlegendem Charakter. Dieser Aspekt wird dabei wie folgt konkretisiert:

> *„Umgang mit digitalen Medien und Daten, die Berücksichtigung von Datensicherheit und Datenschutz sowie die Fähigkeit zur Informationsbeschaffung und -prüfung, die vor dem Hintergrund von zunehmender Informationsflut und ‚Fake News' einen immer höheren Stellenwert einnimmt. Darüber hinaus sind aber auch kommunikative und soziale Kompetenzen in der digitalen Arbeitswelt im Hinblick auf gesellschaftliche Vielfalt und gegenseitige Wertschätzung berücksichtigt."* (BIBB, 2021, S. 6)

Im Zusammenspiel von Fachwissenschaft und Berufspädagogik ist für die jeweilige *Fachdidaktik* die Entwicklung konkreter Aneignungsprozesse zentral, welche die veränderten Anforderungen durch die Digitalisierung aufgreifen. Zusätzlich müssen auch fachdidaktische Überlegungen erfolgen, welche die Reflexion der Lernenden bewusst evozieren, um eine kritische Betrachtung von bestehenden Vor- und Nachteilen auf der beruflichen und persönlichen Seite zu realisieren. Georg und Sattel konkretisieren fachdidaktische Anforderungen in den folgenden Aspekten:

> *„Die neuartigen Arbeitsformen und veränderten Qualifikationsanforderungen stellen das Berufsbildungssystem vor vielfältige Herausforderungen. In vielen Bereichen der Aus- und Weiterbildung wird das Lernen nicht mehr an einen bestimmten Ort gebunden sein; insofern bietet die Digitalisierung mit der Möglichkeit zum Angebot unbegrenzt offener Online-Kurse auch neue Lösungen. Die Beschäftigungschancen jedes Einzelnen werden stärker als bisher von der Bereitschaft zu lebenslangem Lernen abhängen. Der Erwerb von Handlungskompetenz im Kontext digitaler Arbeit wird eine fächer- und berufsübergreifende Querschnittsaufgabe in allen Bildungseinrichtungen."* (Georg & Sattel, 2020, S. 229)

Am Beispiel der Digitalisierung wird nachvollziehbar, wie unter der Einbeziehung von unterschiedlichen Bezugsdisziplinen eine fachdidaktische Antwort auf die zunehmende Komplexität der beruflichen Lebenswelt (Digitalisierung, Globalisierung, Verwissenschaftlichung) gefunden werden kann, um eine lebenslange Anschlussfähigkeit für die Lernenden und späteren Arbeitnehmenden zu unterstützen (Pahl, 2020, S. 158).

Die diskutierten Handlungsfelder und Kompetenzanforderungen an Praxisanleitende verdeutlichen eindrücklich, dass sich der Pflegeberuf im Sinne eines starren und relativ festgeschriebenen Kompetenzbündels bzw. einer statischen Verantwortungszuschreibung einem immer schnelleren, technisch-produktiven, ökonomischen und berufspolitischen Wandel gegenübergestellt sieht. Dabei besteht die Gefahr, durch ein unflexibles Berufsverständnis unangemessen auf die sich immer schneller entwickelnden Anforderungen zu reagieren (Georg & Sattel, 2020, S. 227 f.). Dies bezieht sich nicht nur auf den Pflegeberuf, sondern auch auf das Professionsverständnis von Praxisanleitenden. Die unterschiedlichen Impulse des Herausgeberwerks stellen dies beispielsweise im Kontext der umfassenden pädagogischen Kompetenzanforderungen in Bezug auf die generalistische Pflegeausbildung oder des Skills Lab heraus. Daraus lässt sich die Notwendigkeit eines erforderlichen Diskurses über das Berufsbild von Praxisanleitenden ableiten. Vor diesem Hintergrund wird im Folgenden deren Professionsverständnis spezifischer diskutiert.

6.3 Fachdidaktisches Wissen von Praxisanleitenden als Professionsmerkmal

Die dargestellten Domänenspezifika wurden unter der Anforderungsperspektive auf die Handlungsfelder der Praxisanleitenden transferiert, stellen aber gleichzeitig domänenspezifische Impulse ihrer Professionsentwicklung dar (Reiber et al., 2019, S. 45). Für den Professionsbegriff ist ein großer definitorischer Pluralismus mit vielfältigen Implikationen aus unterschiedlichsten Interessenlagen erkennbar. Dabei werden jedoch Schnittmengen deutlich, die zu einer fundierten Verwendung des Professionsbegriffs beitragen. So wie sich der Berufsbegriff von der reinen Arbeitstätigkeit absetzt, können Professionen als besondere Form der Berufe verstanden werden, in welchen die Akteur*innen eine relativ große Autonomie aufweisen. „An Professionalität werden hohe fachliche, gesellschaftliche und individuelle Ansprüche gestellt, die über ein normales Verständnis von Redlichkeit, Verlässlichkeit, Arbeitstugenden und Berufsehre hinausgehen. Nicht zuletzt deshalb sind der Stellenwert und die Anerkennung von Professionen in einer funktional differenzierten Gesellschaft hoch" (Pahl, 2020, S. 176). Pahl stellt heraus, dass professionell handelnde Personen durch ihre Tätigkeiten, Fähigkeiten, Leistungen und Kompetenzen besonders hervortreten. Zusätzlich ist durch ein breites Fachwissen ein hohes Verantwortungsbewusstsein vorhanden, das in ein spezifisches Berufsethos einfließt (Pahl, 2020, S. 175 f.). Voß erweitert die Perspektive auf Professionen, indem er zu den Professionsmerkmalen u. a. eine unverzichtbare, explizite, fachliche Qualifikation durch zeitlich umfangreiche und inhaltlich anspruchsvolle sowie geprüfte Ausbildung im Zusammenhang mit praktischen Erfahrungen subsumiert (Voß, 2012, S. 292). Dadurch bauen Professionen ein jeweils eigenes Leistungsethos auf, welches auch einen geordneten und lizenzierten Zugang zu den Tätigkeitsfeldern einschließt. Dies könnte beispielsweise die Voraussetzungen und Inhalte eines Studiums bzw. einheitliche Ausbildungsstandards für Praxisanleitende umfassen (Kade et al., 2007, S. 140 f.), was die Ausführungen zum Strukturmodell zur Entwicklung einer Weiterbildung zur Praxisanleitung in der Pflege in Kap. 5 bekräftigen. Darauf basierend ist von einer fachlichen Qualitätsorientierung von Professionen auszugehen. Diese wird durch eine Kunden- und Nutzenorientierung erkennbar sowie durch eine gewisse Autonomie, die sich in fachlichen Handlungsspielräumen zeigt. Darüber hinaus zeichnen sich Professionen durch spezialisiertes Wissen aus. Dieses Wissen wird reflektiert und hinsichtlich der Angemessenheit und Effizienz auf konkrete Problemsituationen bezogen. Das begünstigt, die unterschiedlichen professionellen Handlungen nach außen und innen rational begründet darzustellen. Für die Profession der Praxisanleitung kann hierbei abgeleitet werden, dass die spezifischen didaktischen Handlungen in den Aneignungsprozessen kontinuierlich die Perspektiven der diversen Settings, Klient*innen, Lernorte etc. mit den pluralen Perspektiven der Lernenden verbinden, um ein kompetentes berufliches Handeln der Lernenden anzubahnen. Dies verdeutlichen die Ausführungen in Kap. 1 bezüglich des 4C/ID-Ansatzes zur Gestaltung von komplexen Lernumgebungen und des Cognitive Apprenticeship Model eindrücklich. Dabei gilt es aber gleichzeitig, die Anforderungen der professionellen Pflegearbeit (Funktionen und Aufgabenbereiche) zu erkennen und diese hinsichtlich der spezifischen erforderlichen Kompetenzen zu konkretisieren (Beck, 2019, S. 22 f.). Für das konkrete professionelle fachdidaktische Handeln bedeutet dies, dass die Erkenntnisse unterschiedlicher Wissensquellen in die jeweiligen Aneignungsprozesse einbezogen werden müssen. Somit erscheint aus didaktischer Sicht wesentlich, wie das wissenschaftliche Wissen in die Aneignungsprozesse einfließt und wie es dort konkret angewendet wird (Becker-Lenz, 2017, S. 129). Um diese besonderen Situationen professionell zu gestalten, ist wissenschaftliches und praktisches Handlungswissen erforderlich, welches mit dem hermeneutischen Fallverstehen verschränkt werden muss, um Pflegesituationen zu deuten, zu verstehen und situativ zu gestalten. Dieser Aspekt erhält eine besondere Relevanz beispielsweise bei der Verbindung der unterschiedlichen Lernorte im Skills Lab als Anknüpfungspunkt zur evidenzbasierten Pflege, wie es in Kap. 4 umfassend diskutiert wird. Vor diesem Hintergrund streben fachdidaktisches Wissen und Handeln eine optimale Verbindung der Fach- und der Bildungswissenschaft an, um eine intensive Auseinandersetzung der Lernenden mit den unterschiedlichen Ausbildungsinhalten zu unterstützen.

Die unterschiedlichen Beiträge des Herausgeberwerks betonen, dass das spezifische fachdidaktische Wissen von Praxisanleitenden ein Professionskriterium darstellt, welches die Professionsbestrebungen der Praxisanleitenden fundiert. Es erscheint erforderlich, dieses Wissen zwischen den Polen *Individuum* und *Arbeitswelt bzw. Gesellschaft* zu verorten und die daraus resultierende Determinierung kritisch zu hinterfragen. Eine zentrale Zielstellung dieses Diskurses muss die notwendige Flexibilität als Kennzeichen des Professionskonzepts der Praxisanleitung darstellen. Diese Flexibilität erscheint insbesondere vor der Anforderung notwendig, das Spannungsverhältnis zwischen Beschäftigungssystem und Bildungssystem an den praktischen Lernorten kontinuierlich zu bearbeiten. Dabei muss das professionelle fachdidaktische Wissen und Handeln der Praxisanleitenden die jeweils unterschiedlichen Logiken und Vorgehensweisen dieser Systeme beachten und verbinden (z. B. in komplexen Lernsituationen) (Sahmel, 2015, S. 38). Unter dem Fokus der Professionsmerkmale wird durch die *Selbststeuerungsfähigkeit* von Praxisanleitenden ein weiteres Merkmal erkennbar, welches im Sinne des lebenslangen Lernens unterstützt, lebens- und berufsbegleitend die eigenen Kompetenzen weiterzuentwickeln bzw. auszubauen und somit beruflichen Veränderungen kompetent zu begegnen – beispielsweise indem Praxisanleitende flexibel settingübergreifend agieren, so wie es die Kompetenzbeschreibungen des dritten Kapitels erkennen lassen. Kap. 1 unterstreicht die notwendige *Lernortkooperation* vor dem Hintergrund des arbeitsgebundenen, arbeitsverbundenen und arbeitsorientierten Lernens, um ein gezieltes Ineinandergehen der Lernräume zu fördern. Vor diesem Hintergrund stellt auch die Lernortkooperation ein wesentliches Professionsmerkmal der Praxisanleitenden dar. Dabei erscheint es besonders erforderlich, unterschiedliche Formen der Lernortkooperation und der bewussten Implementierung der Bedarfe der praktischen Ausbildungsorte verstärkt in die pflegeberuflichen Bildungsprozesse einzubeziehen. Auf diese Weise kann eine Gleichwertigkeit aller Lernorte erzielt werden und didaktische Konzepte können eine gelingende Fundierung erfahren (Gudjons & Traub, 2020, S. 316). Dabei umfasst eine gelingende Lernortkooperation die Zusammenarbeit und den Austausch auf unterschiedlichen Ebenen (Bund/Länder; Arbeitgebende/Arbeitnehmende; Lernorte der Theorie/ Lernorte der Praxis; Wissenschaft/Berufsbildung), um die kontinuierlichen Wandlungsprozesse in die pflegeberufliche Bildung nachhaltig aufnehmen zu können (Euler & Severing, 2006, S. 33 ff.).

Als Grundlage des erwähnten Professionsmerkmals eines Berufsethos kann das Bildungsverständnis unter der spezifischen Perspektive der Praxisanleitenden erkannt werden, welches die besondere Verantwortung den Lernenden gegenüber verdeutlicht. Für ein einheitliches Bildungsverständnis kann auf eine geteilte professionsinterne Expertise zurückgegriffen werden, die sich aus wissenschaftlichen Erkenntnissen und praktisch validierten Erfahrungen generiert. Durch das domänenspezifische Wissen der Profession der Praxisanleitenden wird somit ein Rahmen für Deutungen und Ordnungen generiert, aus denen ein professionelles fachdidaktisches Handeln resultiert (Baumert et al., 2011, S. 10). Das Bildungsverständnis erlebte unter der historischen Perspektive eine Vielzahl von Impulsen und Veränderungstendenzen. So wurde Bildung beispielsweise zur Zeit der Aufklärung als die Entwicklung der Moral, des Gewissens und der eigenaktiven Sozialisierung des Trieblebens definiert, welche sich als selbstständig initiierte Formung des Charakters nach den Maßstäben der Kultur vollzieht (Rittelmeyer, 2012, S. 22). Bildung erhielt durch Wilhelm von Humboldt und Goethe eine interkulturelle Konnotation, indem diese den Fokus auf den interkulturellen Dialog und die interkulturelle Neugier legten. Diese Perspektive wurde durch Adorno mit kritischen Aspekten bereichert, indem dieser, ganz im Sinne der kritischen erziehungswissenschaftlichen Perspektive, davor warnte, durch Bildung eine unreflektierte Übernahme der Kultur (Sitten und Gebräuche) umzusetzen. Er sah vielmehr in den Bildungsprozessen den Weg der individuellen Aneignung von Kultur i. S. v. Fertigkeiten, Wissen und gesellschaftlichen Qualifikationen (Rittelmeyer, 2012, S. 20). In dieser geisteswissenschaftlichen Denkweise kann Bildung auch als die harmonische Entfaltung aller Kräfte einer Person verstanden werden, welche die Selbstverwirklichung anstrebt (Kron et al., 2013, S. 66). Vor diesem Hintergrund erhält der Bildungsbegriff eine zentrale Orientierungsfunktion, auch für das professionelle Handeln von Praxisanleitenden. Dabei sollte das Bildungsverständnis als pädagogischer Orientierungspunkt der Praxisanleitenden vor den gesamtgesellschaftlichen Problemlagen immer wieder neu diskutiert werden. In diesem Bestreben muss durch Bildungsprozesse ein geschichtlich vermitteltes Bewusstsein über pflegeberufliche Probleme der gemeinsamen Gegenwart und Zukunft entwickelt werden. Darüber hinaus sollte ein Verständnis an der Mitverantwortlichkeit der Berufsangehörigen für diese Problemstellungen unterstützt und die Bereitschaft gefördert werden, an deren Bewältigung teilzunehmen. Dafür ist nach Habermas ein herrschaftsfreier und gleichberechtigter Diskurs erforderlich. Für diesen Diskurs können die folgenden Leitbegriffe eine normative Grundlage für ein einheitliches Bildungsverständnis der Praxisanleitenden darstellen:

- Kritikfähigkeit,
- Aufklärung,
- Selbstbestimmung,
- Emanzipation sowie
- Vernunft.

Diese Perspektive nehmen viele fachdidaktische Modelle und Theorien ein (z. B. Ertl-Schmuck, Schwarz-Govaers oder Darmann-Finck), was sich auf das fachdidaktische Handeln der Praxisanleitenden positiv auswirken kann (Marotzki et al., 2006, S. 168). Ebenso fördern diese Modelle eine allgemeine Fundierung des fachdidaktischen Handelns, um die Domänenspezifika der pflegeberuflichen Bildungsprozesse zu verstehen und die Aneignungsprozesse zu spezifizieren (Nickolaus, 2019, S. 58). Darauf aufbauend unterstützen diese fachdidaktischen Modelle und Konzepte dabei, die jeweiligen beruflichen Spezifika mit den Inhalten, Zielen und Methoden zu verbinden sowie die Besonderheiten der unterschiedlichen Lernorte in einen Gesamtkontext zu bringen (Pahl, 2020, S. 242). Gleichzeitig ist festzustellen, dass diese Modelle intensiver hinsichtlich des Nutzens für Praxisanleitungen diskutiert und weiterentwickelt werden müssen – die in Kap. 3 vorgestellte Praxisanleitungsmethode (PAM) gibt hierfür ein sehr anschauliches Beispiel.

6.4 Perspektiven auf die Fundierung der Praxisanleitung als Profession

Das Herausgeberwerk betont unter unterschiedlichen Perspektiven die vielseitigen Kompetenzanforderungen an Praxisanleitende und diskutiert diese insbesondere mit Blick auf die fachdidaktischen Anforderungen. Dabei wird deutlich, dass trotz unterschiedlicher Erkenntnisse über konkrete Professionskriterien eine Kompetenzorientierung grundlegend und erforderlich erscheint, um es professionellen Praxisanleitenden zu ermöglichen, wissenschaftlich vertiefte und damit vielfältig abstrahierte Kenntnisse in unterschiedlichsten fachdidaktischen Handlungssituationen angemessen anwenden zu können. Um den skizzierten pluralen Professionsanforderungen begegnen zu können, ist es erforderlich, unterschiedliche Teilkompetenzen der professionellen Kompetenz detaillierter zu analysieren (Kade et al., 2007, S. 142), wie es in Kap. 2 des Herausgeberwerks umfassend erfolgte. Dabei wird erkennbar, dass eine empirisch zufriedenstellende Grundlage für die domänenspezifischen Kompetenzen von Praxisanleitenden fehlt. Eine Ausgangsbasis für diese Spezifizierungen besteht jedoch in der Dreiteilung von fachwissenschaftlichem, fachdidaktischem und pädagogisch-psychologischem Wissen sowie in einer Mischung aus theorieorientierten bzw. wissenschaftlichen und fallbezogenen, hermeneutischen Kompetenzen (Blömeke, 2006, S. 192). In diesem Kontext plädiert Terhart dafür, den professionellen Charakter von pädagogischen Berufen aus den Eigenarten ihrer selbst zu bestimmen:

> *„Mittlerweile wird in der Berufssoziologie ein unheroischer, eher pragmatischer Professionen-Begriff benutzt […]: schwierige, komplexe, riskante Aufgaben und Probleme können nur auf der Basis einer in anspruchsvoller Ausbildung und sorgfältiger beruflichen Sozialisation erworbenen Wissensgrundlage sowie entsprechender Haltungen, Fähigkeiten und Fertigkeiten bewältigt werden"*. (Terhart, 2013, S. 78)

Die Professionalität von Lehrenden – und damit auch die Professionalität von Praxisanleitenden – zeigt sich im konkreten Handeln in spezifischen Anforderungssituationen (Strasser, 2016, S. 27). Somit stützt sich Professionalität auf ein Grundlagenwissen, welches durch Erfahrungen angewendet und ausgeweitet wird. Beispielsweise lässt sich dieses im fundierten fachdidaktischen Handeln bei spezifischen Themen oder der Verbindung unterschiedlicher praktischer Lernorte erkennen. In diesem Kontext werden das wissenschaftliche Grundlagenwissen und die auf Erfahrungen basierende Ausweitung dieses Wissens situativ angewendet. Daher stellt die Professionalität von Praxisanleitenden keinen statischen Zustand dar, sondern muss immer wieder in individuellen fachdidaktischen Handlungen hergestellt werden (Nohl, 2014, S. 10). Nolda verstärkt diese Besonderheiten der Handlungssituationen, indem Professionalität besonders im Umgang mit Widersprüchen erkennbar wird. Vor diesem Hintergrund kann von der Einzigartigkeit professioneller fachdidaktischer Handlungssituationen ausgegangen werden. Dabei sind diese spezifischen Situationen von Unsicherheiten geprägt und es muss gleichzeitig eine Verbindung zwischen wissenschaftlichem Wissen und praktischen Erfahrungen hergestellt werden (Nolda, 2012, S. 116 f.).

Um die Profession der Praxisanleitung zu fundieren, erscheint ein umfassender theoretischer Unterbau erforderlich, welcher einen Ausgangspunkt für empirische Analysen darstellen kann. Dabei stellt sich die zentrale Frage, nach welchen objektiven Kriterien das professionelle Handeln von Praxisanleitenden beschrieben werden kann. Terhart wirft in diesem Kontext die Frage auf, worin die Ursachen für eine hohe oder niedrige berufliche Leistung von Lehrenden zu erkennen ist (in Wissen, Reflexionsfähigkeit, Fachkompetenz, kommunikativen Fähigkeiten etc.). Darüber hinaus erhebt sich die Frage, wie diese Faktoren durch die Praxisanleitenden selbst mittels Aus- und Weiterbildung oder durch organisationale Rahmenbedingungen verändert werden können (Terhart, 2007, S. 38). Einen möglichen Anhaltspunkt zur Beantwortung dieser Fragestellung liefern die Standards der Lehrendenbildung, welche Voraussetzungen für professionelles Handeln und dazugehörige notwendige Qualifikationsinhalte für die Aus- und Weiterbildung von Lehrenden beschreiben. Der dabei verwendete Kompetenzbegriff bezeichnet ein Anforderungsprofil, welches angibt, was Lehrende können und leisten sollen (Terhart, 2006, S. 33). Indem sich diese Standards jeweils auf einen bestimmten Handlungsbereich beziehen, kann eine abgestimmte Konzeption von Aus-, Fort- und Weiterbildung der Lehrenden generiert werden (Oser et al., 2010, S. 135), was in der dargestellten Konzeption der Weiterbildung zur Praxisanleitung in Kap. 5 ebenfalls erkennbar wird. Außerdem kann den Tätigkeitsbereichen und Kompetenzspezifika von Praxisanleitenden durch den Bezug der Standards auf unterschiedliche pädagogische Handlungsbereiche Rechnung getragen werden. Dafür beschreiben standardbezogene Kompetenzprofile Bündel aus Wissen, Fertigkeiten und Einstellungen, deren Zusammenspiel eine erfolgreiche Umsetzung des wünschenswerten Handelns begünstigen soll. Kimmelmann erweitert den Nutzen der Standards wie folgt: „Über eine konkretere und einheitliche Basis für die Aus- und Weiterbildung der pädagogischen Professionals soll es also zu einer Verbesserung der Situation für die Lehrenden, aber auch die Lernenden kommen" (Kimmelmann, 2013, S. 28). Weiterführend stellt Kimmelmann hinsichtlich der Standardisierung der Lehrendenbildung fest, dass durch den spezifischen Fokus auf die Lehrendenkompetenz i. S. d. Outputorientierung auch kompetente Reaktionen auf domänenspezifische Herausforderungen ermöglicht werden (Kimmelmann, 2013, S. 27). Im Kontext der im Herausgeberwerk diskutierten unterschiedlichen Schwerpunkte und Bereiche des professionellen Handelns von Praxisanleitenden müssen Kompetenzen fokussiert werden, die für Praxisanleitungen erforderlich scheinen, um die Lernenden bei einem „Sich-bewegen-können in der Welt" zu begleiten (Terhart, 2006, S. 40). Lersch verweist dabei auf die notwendige Verknüpfung von wissenschaftlichen Erkenntnissen und praktischem Handlungswissen während des Kompetenzaufbaus. Hierbei können durch die Analyse typischer Berufspraxisprobleme wissenschaftlich begründete Lösungsansätze entwickelt und das systematische, wissenschaftlich fundierte Wissen in fachdidaktisches Handeln einbezogen werden (Lersch, 2006, S. 47 f.). Die dargestellten Aspekte zusammenfassend wird nachvollziehbar, dass Standards eine einheitliche Basis für die Bildungsprozesse von Praxisanleitenden begünstigen und dabei ein einheitliches Qualitätsniveau anstreben. Ein weiterer Nutzen liegt in der transparenten und systematischen Abbildung von pädagogischen Handlungsbereichen der Praxisanleitenden, welche deren vielseitige Kompetenzanforderungen im Sinne der Professionsfundierung auch nach außen hin aufzeigen.

Durch die Standards der Lehrendenbildung werden Kompetenzen dargestellt, welche für die Bewältigung der beruflichen Anforderungen erforderlich erscheinen (KMK, 2019, S. 4). Dabei wird beschrieben, dass der zentrale Aufgabenbereich von Lehrenden darin besteht, Aneignungsprozesse zu *planen*, zu *organisieren* und zu *reflektieren* sowie diese individuell zu *bewerten* und zu *evaluieren*. Des Weiteren üben die Lehrenden *Erziehungs- sowie Beurteilungsaufgaben* aus, entwickeln ihre Kompetenzen dauerhaft weiter, beteiligen sich an der *Institutionsentwicklung* und unterstützen die *internen und externen Evaluationen* (KMK, 2000, S. 2 ff.). Terhart verweist hinsichtlich dieser Kompetenzbereiche auf die erforderlichen Kompetenzdimensionen, welche Wissen, Motivation und Können umfassen. Diese müssen einer kontinuierlichen Reflexion unterzogen werden, um der pädagogischen Kompetenz durch Routinebildung die notwendige Offenheit und Flexibilität einzuräumen (Terhart, 2007, S. 51 f.). In einer empirischen Untersuchung legte Junghanns (2011) dar, dass die Kompetenzbereiche der KMK als Basis eines Handlungsmodells für Lehrende herangezogen werden können. Dennoch lässt sich auch Kritik am bestehenden Modell der KMK hinsichtlich der Legitimation der Standards sowie der Art der Genese und Modellierung der einzelnen Kompetenzbereiche formulieren (Bresges et al., 2014, S. 10). Ebenfalls bleibt eine Begründung der Unterteilung bzw. Abgrenzung der Handlungsfelder weitestgehend aus (Junghanns, 2011, S. 35). Subjektiv bleibt, welche konkreten Inhalte bzw. Tätigkeiten den Kompetenzbereichen zugeordnet werden sollen. In diesem Kontext wird die Forderung aufgestellt, für die Erfassung der beruflichen Anforderungen nicht nur auf die normativen Strukturen, sondern stärker auf die tatsächlichen Anforderungen in der Praxis zu fokussieren: „Eine moderne LehrerInnenbildung sollte demnach weder ausschließlich auf bildungspolitische Vorgaben, noch auf ein theoretisch definiertes Handlungsmodell vertrauen, sondern ergänzend empirische Instrumente zur Bestimmung der Anforderungen in den Handlungsfeldern von LehrerInnen entwickeln und anwenden" (Junghanns, 2011, S. 37).

Basierend auf dieser Forderung wird im Folgenden der Fachqualifikationsrahmen Pflegedidaktik (FQR) (Walter & Dütthorn, 2019) genutzt, um in Verbindung mit den Erkenntnissen des Herausgeberwerks Ansatzpunkte für empirische Arbeitsschwerpunkte zur Fundierung der Profession Praxisanleitung zu skizzieren. Dies erfolgt vor dem Hintergrund, dass der FQR keine abschließende Standardformulierung darstellt, sondern vielmehr als Ausgangspunkt für eine Ausdifferenzierung der Handlungs- und Reflexionsfelder genutzt werden soll (Walter & Dütthorn, 2019, S. 18 f.). Dafür liefert der FQR diverse Handlungs- und Reflexionsfelder (Abb. 6.3) für Kenntnisse, Fertigkeiten und domänenspezifische Differenzierungen im Sinne der diskutierten Standardisierung, der dargestellten Aspekte einer notwendigen Fokussierung auf Berufspraxisprobleme (Lersch) oder der domänenspezifischen Herausforderungen (Kimmelmann).

Aus den Handlungs- bzw. Reflexionsfeldern *Berufs- und Bildungssystem* sowie *Berufs- und Bildungspolitik* kann für das fachdidaktische Handeln abgeleitet

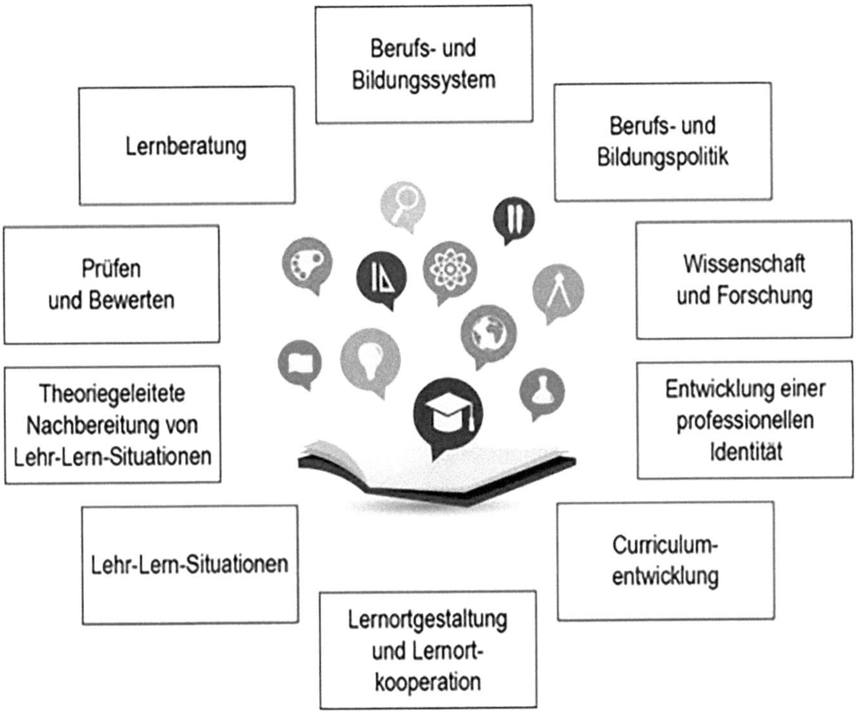

Abb. 6.3 Handlungs- bzw. Reflexionsfelder des FQR. (Eigene Abbildung)

werden, dass Praxisanleitende für die Konzipierung von Aneignungsprozessen stets einen Kontext zwischen Pflege- und Bildungssystem herstellen müssen. Dabei muss immer eine kritische Haltung auf dieses Interdependenzverhältnis eingenommen und die Auswirkungen unterschiedlicher Wandlungsimpulse (z. B. Ökonomisierung, Digitalisierung oder Fachkräftemangel) auf den Pflegeberuf in Aneignungssituationen beachtet werden. Fachdidaktisches Handeln muss die Lernenden auf derartige Diskrepanzerfahrungen vorbereiten. Beispielhaft ist hierfür eine kontinuierliche Reflexion der gesellschaftlichen und pflegeberuflichen Realitäten. Dies bedeutet auch, dass vor dem Hintergrund eines kritischen Bildungsverständnisses tradierte pflegeberufliche Handlungsmuster und Haltungen in den Aneignungsprozessen dargelegt und kritisch analysiert werden.

Das Handlungs- bzw. Reflexionsfeld *Wissenschaft und Forschung* verdeutlicht die große Relevanz der Wissenschaftsorientierung für das fachdidaktische Handeln von Praxisanleitenden. Hierbei verbinden diese kontinuierlich die Erkenntnisse der Pflegewissenschaft und weiterer Bezugsdisziplinen (Medizin, Psychologie, Therapiewissenschaften etc.) mit erziehungswissenschaftlichen und fachdidaktischen Erkenntnissen. So kann ein optimaler Zugang zu pflegeberuflichen Themen für die Lernenden angebahnt und der Aufbau von pflegerischen Handlungskompetenzen unterstützt werden. Dieser Transfer lässt sich beispielsweise durch die Anwendung des Skills Lab realisieren, so wie es der Beitrag in Kap. 4 darstellt.

Das Handlungs- bzw. Reflexionsfeld *Entwicklung einer professionellen Identität im Kontext der Professionsentwicklung* betont, dass das fachdidaktische Handeln auch die eigene Professionalität bzw. das Professionsverständnis der Praxisanleitenden fokussiert. Hierbei stehen unterschiedliche Antinomien, zwischen denen sich fachdidaktische Handlungen vollziehen, im Fokus der Reflexion. Diese Antinomien sind beispielsweise in einem Zeitmangel, dem Mangel an Praxisanleitenden oder dem Ökonomisierungsdruck in Pflegeeinrichtungen zu erkennen. Auf der anderen Seite existieren unterschiedliche Ansprüche an optimale und professionelle Handlungen der Praxisanleitenden. Vor diesen Polen vollzieht sich das fachdidaktische Handeln auf einem Kontinuum. Um das eigene fachdidaktische Handeln vor diesen unterschiedlichen Bedingungsfaktoren zu realisieren, erscheint vor allem die Reflexionskompetenz der Praxisanleitenden von besonderer Relevanz. Dieser Aspekt wird umfangreich in Kap. 5 diskutiert und konzeptionell eingebunden.

Das Handlungs- bzw. Reflexionsfeld *Curriculumentwicklung* nimmt anknüpfend an das vorherige Handlungs- bzw. Reflexionsfeld einen kritischen Standpunkt der Praxisanleitenden zu den Vorgaben der Ordnungsmittel und Curricula der pflegeberuflichen Bildung in den Blick. Dabei ist der Begriff der Antinomien ebenfalls nützlich, um weitere Pole zu markieren, zwischen denen fachdidaktisches Handeln umgesetzt wird. Solch einen Pol stellt beispielsweise die Differenz zwischen Handlungsstandards am theoretischen bzw. praktischen Lernort dar. Weitere mögliche Antinomien können zwischen den institutionellen, gesellschaftlichen und subjektiven Bedarfen innerhalb eines interdisziplinären Teams erkennbar werden. Hinsichtlich der Praxiscurriculumentwicklung unter der fachdidaktischen Perspektive, kommt der konzeptionellen Verankerung unterschiedlicher fachdidaktischer Prinzipien eine besondere Bedeutung zu, wie beispielsweise der Handlungsorientierung, Fallorientierung oder der Portfolioarbeit, welche kontinuierlich die unterschiedlichen Lernorte verbindet, so wie es die Beiträge in Kap. 1 und 2 ausführlich beleuchten.

Das Handlungs- bzw. Reflexionsfeld *Lernortgestaltung* und *Lernortkooperation* konkretisiert fachdidaktisches Handeln vor dem Hintergrund der Chancen und Grenzen unterschiedlicher Lernorte (Bildungsinstitution, Institutionen beruflicher Pflege und dritter Lernort) innerhalb der pflegeberuflichen Bildungsprozesse. Hierbei ist die zentrale Herausforderung darin zu erkennen, dass diese unterschiedlichen Lernorte unter dem Aspekt des Handlungsbezugs und dem Prinzip der Kompetenzorientierung kontinuierlich miteinander verbunden werden müssen. Dies kann beispielsweise durch Transferaufgaben, Beobachtungsaufträge, Ausbildungsstationen oder die Portfolioarbeit erfolgen. Darüber hinaus wird unter diesem fachdidaktischen Aspekt die Relevanz einer funktionierenden Lernortkooperation im Sinne eines kontinuierlichen Austauschprozesses besonders hervorgehoben (vgl. Kap. 4).

Die Handlungs- bzw. Reflexionsfelder *Lehr-Lern-Situationen* sowie *Theoriegeleitete Nachbereitung von Lehr-Lern-Situationen* fokussieren fachdidaktische Handlungen, welche ebenfalls alle Lernorte berücksichtigen und kontinuierlich verbinden. Der Aspekt der Verbindung bezieht sich dabei jedoch stärker auf die Verknüpfung unterschiedlicher Perspektiven aller beteiligter Personenkreise

(z. B. Lehrende, Lernende, Anleitenden, Klient*innen, Angehörige, interdisziplinäres Team) und den Aufbau einer professionellen Beziehung zwischen den beteiligten Personen. Dabei werden Praxisanleitende als Vorbild für eine professionelle Beziehung wahrgenommen (hier die Beziehung zwischen Praxisanleitenden und Lernenden), die sich später auf die professionelle Beziehungsgestaltung der Lernenden als Pflegefachkräfte auswirkt. Kap. 2 fundiert diesen Aspekt im Kontext des Verständnisses von Praxisanleitenden als Vorbild und Rollenmodell für eine professionelle pflegerische Haltung. Dieses Handlungs- und Reflexionsfeld beschreibt aber auch den fachdidaktischen Fokus auf das Subjekt – die Lernenden –, indem deren subjektive, lebensweltliche oder sozialisationsbedingte Spezifika in das Zentrum der fachdidaktischen Handlungen gerückt werden und darauf basierend eine Binnendifferenzierung in den Aneignungsprozessen erfolgt.

Das Handlungs- bzw. Reflexionsfeld *Prüfen und Bewerten* betrachtet die Kompetenzüberprüfung vor dem Hintergrund des beschriebenen Prinzips der Verbindung der Lernorte. Dabei stehen vor allem geeignete Prüfungsformate im Zentrum des fachdidaktischen Handelns. Diese fokussieren die eigentliche Kompetenzperformanz, die sich in pflegerischen Handlungssituationen an den unterschiedlichen Lernorten zeigt. Der Aspekt der Bewertung und Prüfung greift allerdings noch weiter, indem von diesem Performanzverständnis der beruflichen Handlungskompetenz her alle Aneignungsprozesse und deren Überprüfung konzipiert werden (Constructive Alignment). Eine fundierte und an der Kompetenz ausgerichtete Überprüfung und Bewertung folgen transparenten und validen Kriterien ebenso, wie sie die unterschiedlichen Settings und subjektiven Entwicklungsstufen der Lernenden berücksichtigen. Kap. 3 vertieft diese Aspekte anschaulich im Kontext der Praxisanleitungsmethode (PAM) und führt diese einem konzeptionellen Lösungsvorschlag zu.

Das Handlungs- bzw. Reflexionsfeld *Lernberatung* fokussiert ebenfalls die Subjektivität der Lernenden, jedoch unter dem spezifischen Aspekt der Begleitung während der Aneignungsprozesse. Dabei steht die beratende und begleitende Funktion der Praxisanleitenden im Vordergrund, welche die Lernenden darin unterstützt, ihre individuellen Lernbedarfe und Lernwege zu erkennen und in Aneignungsprozessen zu realisieren. Dies wird im vorliegenden Herausgeberwerk vor allem im ersten Kapitel hinsichtlich der Merkmale des formalen, non-formalen und informellen Lernens in Lernumgebungen nachvollziehbar und anschaulich in den Bereich des Lernens im Kontext der Arbeit transferiert. Dabei wird die Verbindung der unterschiedlichen Lernorte ebenso ins Zentrum des fachdidaktischen Handelns im Sinne der Beratung gerückt wie die kontinuierliche Verbindung der Deutungen und der Lebenswelt im Sinne von Bedeutungszuschreibungen der Lernenden hinsichtlich der Erlebnisse in der praktischen und theoretischen Ausbildung. Die Lernberatung umfasst hierbei auch die Fokussierung von Handlungsspielräumen für die Lernenden in der Ausbildung und der späteren beruflichen Praxis.

Basierend auf den diskutierten Handlungs- und Reflexionsfeldern des FQR, welche durch die Implikationen des Herausgeberwerks auf die Domänenspezifika der Praxisanleitung präzisiert werden konnten, stellt dieser Konkretisierungsversuch einen potenziellen Ausgangspunkt für daran anknüpfende empirische Arbeiten dar.

Vor diesem Hintergrund und den damit verbundenen größtenteils ungeklärten erforderlichen Kompetenzen von Praxisanleitenden bzw. deren empirischer Fundierung erscheinen unterschiedliche bildungswissenschaftliche Erkenntniswege besonders relevant. Hierbei treten insbesondere die Bereiche der Unterrichtsqualitätsforschung und Kompetenzentwicklungsforschung in den Vordergrund. Die pädagogische Kompetenzforschung beispielsweise versucht, bedeutsame kognitive Merkmale von Lehrenden zu fokussieren, mit denen berufliche Anforderungen erfolgreich bewältigt werden können und die somit eine besondere Bedeutung für die Profession der Praxisanleitenden aufweisen (König, 2014, S. 36 f.). Vertiefend ergeben sich dabei in der pädagogischen Kompetenzforschung unterschiedliche Schwerpunkte. Beispielsweise stellen Forschungsarbeiten mit dem Schwerpunkt eines *Prozess-Produkt-Paradigmas* einen Zusammenhang zwischen einzelnen Verhaltensmustern von Lehrenden in den Aneignungsprozessen und den Lernergebnissen her. In der *Expertiseforschung* hingegen werden die Aneignungsprozesse hinsichtlich ihrer übergreifenden Besonderheiten analysiert, indem untersucht wird, wie Lehrende Aneignungsprozesse wahrnehmen und interpretieren, um auf der Grundlage ihrer Kompetenzen und des eigenen Wissens berufliche Anforderungen zu bewältigen (Lankes, 2008, S. 41). Der Bereich der *Persönlichkeitsforschung* setzt den Schwerpunkt auf den Lernerfolg der Lernenden und versucht, durch unterschiedliche Persönlichkeitsmerkmale der Lehrenden, wie beispielsweise Einstellungen, Motive, Führungsstil oder fachliche Kenntnisse, einen empirischen Zusammenhang zu generieren. Ein weiterer erforderlicher Forschungsschwerpunkt ist im Bereich der individuellen Lebenstheorien der Lernenden zu erkennen. Dazu sind offene und qualitative Forschungsmethoden erforderlich (z. B. die Analyse von Narrativa oder Anleitungsvignetten). Dadurch können Erkenntnisse generiert werden, welche den Praxisanleitenden alternative Deutungen sowie subjektbezogene Zugänge zu unterschiedlichen fachdidaktischen Prinzipien, Konzepten und Modellen ermöglichen, um diese zu modifizieren und zu transferieren. Dies erscheint im Hinblick darauf erforderlich, dass diverse fachdidaktische Modelle nur über eine begrenzte empirische Fundierung verfügen (Dütthorn et al., 2013, S. 174; Sahmel, 2015, S. 176). Die Ursache für diese unterschiedlichen Forschungsperspektiven ist in der Tatsache zu erkennen, dass sich das Aufgabenfeld von Lehrenden sehr komplex, anspruchsvoll und vielseitig darstellt (Jahn et al., 2011, S. 4 ff.). Für den Bereich der Praxisanleitung bedeutet dies, dass die heterogenen Handlungsfelder hinsichtlich der domänenspezifischen Anforderungen empirisch erschlossen werden müssen, um darauf aufbauend Qualifizierungsprozesse zu generieren (Reiber et al., 2019, S. 45). Weiterführend erkennt Ouzoun hinsichtlich der Kompetenzanforderungen von Lehrenden, dass diese selbst eine heterogene Gruppe darstellen, und hält fest, dass auch diesbezüglich von subjektiven Kompetenzanforderungen ausgegangen werden muss (Ouzoun, 2011, S. 34).

Durch die Ausführungen des vorliegenden Kapitels wurde deutlich, dass es notwendig erscheint, einen spezifischen Kompetenzstandard für Praxisanleitende zu entwickeln. Als Grundlage dafür wurden domänenspezifische Kompetenzanforderungen analysiert, um darauf basierend empirische Instrumente zur Ausdifferenzierung dieser Anforderungen und Handlungsfelder zu generieren und die erforderlichen Qualifizierungsprozesse zu gestalten. Die vielseitigen Aspekte des Herausgeberwerks stellen in diesem Bestreben gelungene Beispiele für eine vielversprechende Fundierung der Profession der Praxisanleitung dar. Diese gilt es auszubauen, damit eine professionelle Praxisanleitung den Fokus auf das Zentrum der pflegeberuflichen Bildung nicht verliert – die Lernenden.

Literatur

Bald, A.-C., Hoff, L., Stephanow, V., & Bachmann, S. (2020). Die Bedürfnisse von Angehörigen auf der Intensivstation – das Erleben aus Sicht der Angehörigen und Pflegefachkräfte: eine qualitative Erhebung. *Pflege & Gesellschaft, 25*(3), 279–280.

Baumert, J., Blum, W., Klusmann, U., Krauss, S., Kunter, M., & Neubrand, M. (2011). Professionelle Kompetenz von Lehrkräften, kognitiv aktivierender Unterricht und die mathematische Kompetenz von Schülerinnen und Schülern (COACTIV) – Ein Forschungsprogramm. In J. Baumert, W. Blum, U. Klusmann, S. Krauss, M. Kunter, & M. Neubrand (Hrsg.), *Professionelle Kompetenz von Lehrkräften. Ergebnisse des Forschungsprogramms COACTIV* (S. 7–26). Waxmann.

Beck, K. (2019). „Beruflichkeit" als wirtschaftspädagogisches Konzept – ein Vorschlag zur Begriffsbestimmung. In J. Seifried, K. Beck, B.-J. Ertelt, & A. Frey (Hrsg.), *Beruf, Beruflichkeit, Employability* (S. 19–33) wbv.

Becker-Lenz, R. (2017). Akademisierung, Professionalisierung und Entwicklung der beruflichen Identitäten in der Sozialen Arbeit. In T. Sander & S. Dangendorf (Hrsg.), *Akademisierung der Pflege. Berufliche Identitäten und Professionalisierungspotentiale im Vergleich der Sozial- und Gesundheitsberufe* (S. 124–143).

BIBB – Bundesinstitut für Berufsbildung. (2021). *Vier sind die Zukunft. Digitalisierung. Nachhaltigkeit. Recht. Sicherheit. Die modernisierten Standardberufsbildpositionen anerkannter Ausbildungsberufe.*

Bischoff-Wanner, C., & Reiber, K. (2008). *Lehrerbildung in der Pflege, Standortbestimmung, Perspektiven und Empfehlungen vor dem Hintergrund der Studienreformen.* Juventa.

Blömeke, S. (2006). Fast Fish – Loose Fish. International-vergleichende Forschung zur Wirksamkeit der Lehrerbildung. In A. H. Hilligus & H.-D. Rinkens (Hrsg.), *Standards und Kompetenzen – neue Qualität in der Lehrerausbildung? Neue Ansätze und Erfahrungen in nationaler und internationaler Perspektive* (S. 189–213). LIT.

Bresges, A., Dilger, B., Hennemann, T., König, J., Lindner, H., Rohde, A., & Schmeinck, D. (Hrsg.). (2014). *Kompetenzen diskursiv. Terminologische, exemplarische und strukturelle Klärungen in der LehrerInnenbildung.* Waxmann.

Brutzer, A., & Kastrup, J. (2019). Wechselwirkungen der Fachdidaktik, Fachwissenschaft und Berufspädagogik in der beruflichen Fachrichtung Ernährung und Hauswirtschaft. *bwp@ Berufs- und Wirtschaftspädagogik – online, 37*, 1–20.

Büchter, K. (2019). Kritisch-emanzipatorische Berufsbildungstheorie – Historische Kontinuität und Kritik. *bwp@ Berufs- und Wirtschaftspädagogik – online, 36*, 1–21.

Cramer, H., & Schönberg, F. (2020). Chancen und Herausforderungen integrierter Tagespflege aus Nutzer- und Mitarbeiterperspektive. Ergebnisse einer Evaluation. *Pflege & Gesellschaft, 25*(3), 228–241.

Dütthorn, N., Walter, A., & Arens, F. (2013). Was bietet die Pflegedidaktik? Ein Analyseinstrument zur standortbestimmenden Untersuchung pflegedidaktischer Arbeiten. *PADUA, 8*(3), 168–175.

Euler, D., & Severing, E. (2006). *Flexible Ausbildungswege in der Berufsbildung.* Typskript.

Eylmann, C. (2017). Professionalisierungsbestrebungen und Habitus. Anmerkungen zu einem Spannungsverhältnis in der Pflege. In T. Sander & S. Dangendorf (Hrsg.), *Akademisierung der*

Pflege. Berufliche Identitäten und Professionalisierungspotentiale im Vergleich der Sozial- und Gesundheitsberufe (S. 83–102). Beltz.

Fuchs, H.-W., & Reuter, L. R. (2000). *Bildungspolitik in Deutschland.* Springer VS.

Geißler, K., & Geramanis, O. (2001). Beruflichkeit im Wandel oder „Stell Dir vor es gibt Berufe und keinen kümmert es …". In H. Schanz (Hrsg.), *Berufs- und wirtschaftspädagogische Grundprobleme* (S. 39–53). Schneider.

Georg, W., & Sattel, U. (2020). Berufliche Bildung, Arbeitsmarkt und Beschäftigung. In R. Arnold, A. Lipsmeier, & M. Rohs (Hrsg.), *Handbuch Berufsbildung* (3. Aufl., S. 219–232). Springer.

Gudjons, H., & Traub, S. (2020). *Pädagogisches Grundwissen. Überblick – Kompendium – Studienbuch* (13. Aufl.). Klinkhardt.

Jahn, R. W., Schmidt, J., & Blume, C. (2011). Kooperationsaufgaben von Stützlehrern im Spannungsfeld von Professionalisierung und strukturellen Rahmenbedingungen. *bwp@ Spezial, 5,* 1–17.

Junghanns, M. (2011). Die empirische Evidenz der Handlungsfelder von LehrerInnen in den KMK-Empfehlungen zu den Bildungs- und Fachwissenschaften. In U. Faßhauer, B. Fürstenau, & E. Wuttke (Hrsg.), *Grundlagenforschung zum Dualen System und Kompetenzentwicklung in der Lehrerbildung* (S. 35–47). Budrich.

Kade, J., Nittel, D., & Seitter, W. (2007). *Einführung in die Erwachsenenbildung/Weiterbildung (2., überarbeitete Aufl.).* Kohlhammer.

Kimmelmann, N. (2013). Die Frage nach dem Maß der Einheit in der Vielfalt: Standards und Kompetenzen für das berufliche Bildungspersonal. In E. Rangosch-Schneck (Hrsg.), *Beruf, Bildung, Migration. Beiträge zur Qualifizierung des beruflichen Bildungspersonals aus der Perspektive Migration* (S. 23–38). Schneider.

KMK – Kultusministerkonferenz. (2000). *Gemeinsame Erklärung des Präsidenten der Kultusministerkonferenz und der Vorsitzenden der Bildungs- und Lehrergewerkschaften sowie ihrer Spitzenorganisationen. Beschluss der Kultusministerkonferenz vom 5.10.2000.* chrome-extension://efaidnbmnnnibpcajpcglclefindmkaj/https://www.kmk.org/fileadmin/veroeffentlichungen_beschluesse/2000/2000_10_05-Bremer-Erkl-Lehrerbildung.pdf. Zugegriffen am 03.12.2024.

KMK – Kultusministerkonferenz. (2018). *Handreichung für die Erarbeitung von Rahmenlehrplänen der Kultusministerkonferenz für den berufsbezogenen Unterricht in der Berufsschule und ihre Abstimmung mit Ausbildungsordnungen des Bundes für anerkannte Ausbildungsberufe.* chrome-extension://efaidnbmnnnibpcajpcglclefindmkaj/https://www.kmk.org/fileadmin/veroeffentlichungen_beschluesse/2021/2021_06_17-GEP-Handreichung.pdf. Zugegriffen am 03.12.2024.

KMK – Kultusministerkonferenz. (2019). *Standards der Lehrerbildung: Bildungswissenschaften (Beschluss der Kultusministerkonferenz vom 16.12.2004 i. d. F. vom 16.05.2019).* chrome-extension://efaidnbmnnnibpcajpcglclefindmkaj/https://www.kmk.org/fileadmin/veroeffentlichungen_beschluesse/2004/2004_12_16-Standards-Lehrerbildung-Bildungswissenschaften.pdf. Zugegriffen am 03.12.2024.

König, J. (2014). Kompetenzen in der Lehrerbildung aus fächerübergreifender Perspektive der Bildungswissenschaften. In A. Bresges, B. Dilger, T. Hennemann, J. König, H. Lindner, A. Rohde, & D. Schmeinck (Hrsg.), *Kompetenzen diskursiv. Terminologische, exemplarische und strukturelle Klärungen in der LehrerInnenbildung* (S. 17–46). Waxmann.

Kron, F. W., Jürgens, E., & Standop, J. (2013). *Grundwissen Pädagogik.* (8., akt. Aufl.). Reinhardt.

Landenberger, M., Stöcker, G., Filkins, J., Jong, A. de, Them, C., Selinger, Y., & Schön, P. (2005). *Ausbildung der Pflegeberufe in Europa. Vergleichende Analyse und Vorbilder für eine Weiterentwicklung in Deutschland.* Schlütersche.

Lankes, E.-M. (2008). Wissen und Kompetenzen von Lehrkräften. In E.-M. Lankes (Hrsg.), *Pädagogische Professionalität als Gegenstand empirischer Forschung* (S. 41–45). Waxmann.

Lautenschläger, M., & Dunger, C. (2021). Hiobs Botschaft als Beitrag zur Bewältigung kritischer Lebensereignisse – Ein Plädoyer zur pflegerischen Unterstützung biografiebezogener Selbstreflexion. *Pflege & Gesellschaft, 26*(1), 19–33.

Lauxen, O., & Höhmann, U. (2021). Unsicherheitsbewältigung in Interaktionen mit pflegenden Angehörigen in der ambulanten Pflege. Eine qualitative Studie. *Pflege & Gesellschaft, 26*(1), 5–18.

Lersch, R. (2006). Am Anfang steht die Wissenschaft … Grenzen und Möglichkeiten der Universität bei der Entwicklung professioneller Kompetenzen. In A. H. Hilligus & H.-D. Rinkens (Hrsg.), *Standards und Kompetenzen – neue Qualität in der Lehrerausbildung? Neue Ansätze und Erfahrungen in nationaler und internationaler Perspektive* (S. 43–49). LIT.

Marotzki, W., Nohl, A.-M., & Ortlepp, W. (2006). *Einführung in die Erziehungswissenschaft* (2. Aufl.). Budrich.

Mittenzwei, M. (2024). Die kulturelle Heterogenität der Lernenden als pflegedidaktisches Handlungsfeld und Ermöglichungsraum. In R. Brühe & W. von Gahlen-Hoops (Hrsg.), *Handbuch Pflegedidaktik II. Pflegedidaktisch denken* (S. 251–270). transcript.

Nickolaus, R. (2019). *Didaktik – Modelle und Konzepte beruflicher Bildung. Orientierungsleistungen für die Praxis* (5. Aufl.). Schneider.

Nohl, A.-M. (2014). *Konzepte interkultureller Pädagogik. Eine systematische Einführung* (3., akt. Aufl.). Klinkhardt.

Nolda, S. (2012). *Einführung in die Theorie der Erwachsenenbildung* (2. Aufl.). Wissenschaftliche Buchgesellschaft.

Oelke, U., & Meyer, H. (2014). *Didaktik und Methodik für Lehrende in Pflege und Gesundheitsberufen*. Cornelsen.

Oser, F., Düggeli, A., & Heinzer, S. (2010). Qualitätsmessung von Lehrpersonen-Kompetenzen. Ein neuer Ansatz. In J. Abel & G. Faust (Hrsg.), *Wirkt Lehrerbildung? Antworten aus der empirischen Forschung* (S. 133–153). Waxmann.

Ouzoun, D. (2011). Berufsbildungspersonal in Europa: Perspektiven europäischer Bildungspolitik. In A. Bahl & P. Grollmann (Hrsg.), *Professionalisierung des Berufsbildungspersonals in Europa – Was kann Deutschland lernen?* (S. 29–45). Bertelsmann.

Pahl, J.-P. (2020). *Berufliche Didaktiken. Wege und Werkzeuge zur Gestaltung der Berufsausbildung*. wbv.

Reiber, K., Weyland, U., & Wittmann, E. (2019). Professionalisierung des schulischen Bildungspersonals in den Gesundheits- und Pflegeberufen – Zwischenfazit eines berufs- und wirtschaftspädagogischen Sonderweges. In E. Wittmann, D. Frommberger, & U. Weyland (Hrsg.), *Jahrbuch der berufs- und wirtschaftspädagogischen Forschung* (S. 45–58). Budrich.

Remmers, H. (2006). Zur Bedeutung biografischer Ansätze in der Pflegewissenschaft. *Zeitschrift für Gerontologie und Geriatrie, 39*(3), 183–191.

Rittelmeyer, C. (2012). *Bildung. Ein pädagogischer Grundbegriff*.

Sahmel, K.-H. (2015). *Lehrbuch kritische Pflegepädagogik*. Huber.

Sauter, D., Löhr, M., Scheydt, S., Anderl-Doliwa, B., & Vilsmeier, F. (2020). Die Tätigkeiten der Pflege in der klinischen Erwachsenenpsychiatrie und Psychosomatik – ein Update. *Pflege & Gesellschaft, 25*(4), 293–306.

Schraube, E., & Marvakis, A. (2020). Wie verändert die Digitalisierung die Praxis des Lernens und der alltäglichen Lebensführung? In G. Jochum, K. Jurczyk, G. G. Voß, & M. Weihrich (Hrsg.), *Transformation alltäglicher Lebensführung. Konzeptionelle und zeitdiagnostische Fragen* (S. 282–301).

Stölting, L., & Hasseler, M. (2020). Erste Ergebnisse einer explorativen Studie zur pflegerischen und gesundheitlichen Versorgung von Menschen mit geistiger Beeinträchtigung: Ein zielgruppenspezifischer Interviewleitfaden. *Pflege & Gesellschaft, 25*(3), 242–255.

Stöver, M. (2010). *Die Neukonstruierung der Pflegeausbildung in Deutschland. Eine vergleichende Studie typischer Reformmodelle zu Gemeinsamkeiten und Differenzen sowie deren Nachhaltigkeit*. Jacobs.

Strasser, J. (2016). Pädagogische Professionalität im Zeichen kultureller Vielfalt. In V. Schurt, W. Waburg, V. Mehringer, & J. Strasser (Hrsg.), *Heterogenität in Bildung und Sozialisation* (S. 27–52). Budrich.

Terhart, E. (2006). Standards und Kompetenzen in der Lehrerbildung. In A. H. Hilligus & H.-D. Rinkens (Hrsg.), *Standards und Kompetenzen – neue Qualität in der Lehrerausbildung? Neue Ansätze und Erfahrungen in nationaler und internationaler Perspektive* (S. 29–42). LIT.

Terhart, E. (2007). Erfassung und Beurteilung der beruflichen Kompetenz von Lehrkräften. In M. Lüders & J. Wissinger (Hrsg.), *Forschung zur Lehrerbildung. Kompetenzentwicklung und Programmevaluation* (S. 37–62). Waxmann.

Terhart, E. (2013). *Erziehungswissenschaft und Lehrerbildung*. Waxmann.

Tiemann, M. (2013). Wissensintensität von Berufen. In E. Severing & U. Teichler (Hrsg.), *Akademisierung der Berufswelt?* (S. 63–83). Bertelsmann.

Voß, G. (2012). Individualberuf und subjektivierte Professionalität: zur beruflichen Orientierung des Arbeitskraftunternehmers. In A. Bolder, R. Dobischat, G. Kutscha, & G. Reutter (Hrsg.), *Beruflichkeit zwischen institutionellem Wandel und biographischem Projekt* (S. 283–317). Springer.

Walter, A., & Dütthorn, N. (Hrsg.). (2019). *Fachqualifikationsrahmen Pflegedidaktik*. Deutsche Gesellschaft für Pflegewissenschaft.

MIX
Papier aus verantwortungsvollen Quellen
Paper from responsible sources
FSC® C105338

If you have any concerns about our products,
you can contact us on
ProductSafety@springernature.com

In case Publisher is established outside the EU,
the EU authorized representative is:
**Springer Nature Customer Service Center GmbH
Europaplatz 3, 69115 Heidelberg, Germany**

Printed by Libri Plureos GmbH
in Hamburg, Germany